# Du bist gut, wie du bist

**Wie ich meine Depression besiegte und wie du dafür sorgen kannst, dass du gar nicht erst in den Kampf mit dir selbst ziehen musst**

Lerne, Ängste, Zweifel, Mangel an Selbstliebe und andere Ursachen für seelische Tiefs effektiv hinter dir zu lassen.

von
Charlène Steck

ForwardVerlag

ForwardVerlag

# Du bist gut, wie du bist

Wie ich meine Depression besiegte und wie du dafür sorgen kannst, dass du gar nicht erst in den Kampf mit dir selbst ziehen musst


WWW.FORWARDVERLAG.DE

1. Auflage

Autorin: Charlène Steck

Redaktion & Satz: StudyHelp GmbH
Kontakt: info@forwardverlag.de
Umschlaggestaltung: @magicdesign
Druck: mediaprint solutions GmbH



ISBN 978-3-98755-084-3

# Inhaltsverzeichnis

# 1
# Vorwort von *Nims Purja*

> Nims Purja ist Rekord-Bergsteiger und bekannt aus der meistgeschauten Netflix-Doku aller Zeiten: „14 Gipfel: Nichts ist unmöglich“.

In einer Welt, die uns ständig herausfordert, wird geistige Stärke zu unserem größten Verbündeten. Ich habe einige der anspruchsvollsten Terrains und Umstände, sowohl physisch als auch mental, durchquert und durchlebt, mit einer Denkweise, die durch ein Jahrzehnt des Dienstes bei den Gurkhas und den Special Forces geprägt wurde. Dieser Lebensweg hat meine Sichtweise auf den Umgang mit Schwierigkeiten und die Förderung von Resilienz zweifellos geprägt.

Ich beschreibe unser aller Leben gerne als ein Mosaik aus Erfahrungen, die uns helfen, den Glauben daran zu entwickeln, dass es für jedes Problem, egal wie entmutigend es auch erscheinen mag, eine Lösung gibt. Diese Überzeugung entstammt nicht nur der Ausbildung oder beruflichen Erfahrungen, sondern vielmehr einem tieferen Bewusstsein, dass das Leben in seinem Wesen eine Abfolge von problemgelösten Ereignissen ist.

Leider kommt es vor, dass die Menschen – insbesondere die um uns herum – andere Wege von uns erwarten, als wir sie uns für uns selbst vorstellen. Standhaft in solchen Situationen zu bleiben, bedeutet für mich, an einer Vision festzuhalten, die größer ist als man selbst. Es ist wichtig zu bedenken, dass die Schritte, die wir unternehmen, von einem Zweck angetrieben werden, der über unsere individuellen Wünsche hinausgeht. Für jeden, der sich durch wahrgenommene Grenzen eingeschränkt fühlt, möchte ich ein Wort der Ermutigung aussprechen: Der erste Schritt, diese Beschränkungen hinter sich zu lassen, besteht darin, sich zu verpflichten. Verpflichte dich, hart zu arbeiten, diszipliniert zu bleiben und vor allem, das Projekt oder Ziel, das du dir gesetzt hast, zu respektieren. Denke daran, dass Ergebnisse ganz natürlich folgen, wenn du dich voll und ganz für die vor dir liegende Aufgabe einsetzt.

Das Fundament jedes Lebensweges ist damit die Selbstachtung. Sie bildet die Grundlage dafür, wie wir Herausforderungen wahrnehmen und bewältigen. Jedem, der eine kleine Ermutigung braucht, um seinen persönlichen Berg zu besteigen, würde ich deshalb sagen: Dein persönliches Abenteuer beginnt mit der Anerkennung und Bestätigung deines Selbstwertes. Nimm die Essenz der Selbstachtung als Ausgangspunkt für deine Expedition an.

Wenn du dich deinem Gipfel dann näherst, wirst du mitunter Momente erleben, in denen die Erschöpfung überhandnimmt und der Weg endlos erscheint. Ich selbst erinnere mich in diesen Momenten an Folgendes: Wenn nicht ich, wer dann? Diese Denkweise treibt mich vorwärts, durch Müdigkeit und Ungewissheit, hin zum Höhepunkt meiner Bestrebungen.

Ich lade dich hiermit ein, eine ähnliche Denkweise zu übernehmen, während du deinen Weg fortsetzt. Vergiss nie, dass dein Vorhaben und deine Vision größer sind als jedes Hindernis, das du währenddessen womöglich überwinden musst. Halte dich stets an dem Glauben fest, dass es für jedes Problem eine Lösung gibt, und respektiere den von dir gewählten Weg.

Möge dieses Buch ein Leuchtfeuer der Inspiration sein, das dich ermutigt, mit Entschlossenheit und Resilienz voranzuschreiten. Lass uns gemeinsam Berge erklimmen, einen Schritt nach dem anderen.

Herzliche Grüße, *Nirmal „Nims“ Purja*

## Über Nims Purja

Nirmal „Nims“ Purja MBE, ein bemerkenswerter nepalesisch-britischer Bergsteiger, geboren am 25. Juli 1983, diente zunächst in den Eliteeinheiten der britischen Armee und der Royal Navy, bevor er eine beispiellose Karriere als Bergsteiger einschlug. So brach Nims alle Rekorde, als er alle 14 Achttausender in erstaunlichen sechs Monaten und sechs Tagen mithilfe von Flaschensauerstoff erklomm. Zu seinen bekanntesten Expeditionen gehören die beispiellose Besteigung des Mount Everest, Lhotse und Makalu in nie mehr als 48 Stunden sowie eine entscheidende Rolle beim ersten Winteraufstieg des K2 im Jahr 2021.

Er ist Hauptdarsteller in der wegweisenden Netflix-Dokumentation „14 Gipfel: Nichts ist unmöglich“, die seinen Teamgeist und sein außergewöhnliches menschliches Potenzial zeigt und weltweit eine riesige Zuschauerschaft anzieht, als eine der meistgesehenen Dokumentationen aller Zeiten. Und als wäre das nicht genug, ist er neben seinen beeindruckenden Erfolgen als Bergsteiger, mit seinem Buch „Beyond Possible“, zum Bestsellerautor geworden.

## Über Nims Purja

Rekorde:

Homepage:

# 2
# Vorwort von *Alessia Zechhini*

> Alessia Zechhini ist Weltrekordlerin im Freitauchen und bekannt aus der Netflix-Doku: „The Deepest Breath“.

In den stillen Tiefen des Ozeans, wo das Treiben der Welt verblasst, fand ich mich selbst – einen Zufluchtsort der Ruhe sowie eine Wiege, die meinen Geist nährt. Erst so wurde es mir möglich, über mich und meine Grenzen hinauszuwachsen. Dieser Weg der Selbstfindung durch das Freitauchen war keinesfalls einfach, aber zutiefst bereichernd, gefüllt mit Lektionen, die tief in mir nachhallen und von denen ich mein ganzes Leben profitieren werde. Ich freue mich, dir durch dieses Vorwort einen kleinen Einblick in meinen Lebensweg, die Herausforderungen, die Verluste und den unerschütterlichen tieferen Sinn, der mich antreibt, zu geben.

Als ich das Freitauchen begann, war es die schiere Liebe zum Wasser, die mich antrieb. Die unerklärliche Freude und der ständige Prozess des Lernens und Verbesserns waren mein Motor. Das Meer lehrte mich, dass es keine Grenzen gibt, die beschreiben, was wir erreichen können. Vielmehr erlegen wir uns unsere Grenzen selbst auf. Das Gefühl, sich immer weiter zu verbessern, die Möglichkeit des Wachstums und die bloße Freude, mit der Unterwasserwelt „im Einklang“ zu sein, wurden zu einem untrennbaren Teil von mir und befeuerten meine Leidenschaft, weiterzumachen, mehr zu sein, besser zu werden. Der Weg war jedoch nicht frei von Scham und Zweifel. Meine Träume zu teilen, fühlte sich an, als würde ich der Welt mein innerstes Heiligtum preisgeben, einer Welt, die vielleicht nicht versteht oder an die tiefe Verbindung glaubt, die ich mit dem Ozean einging. Mit der Zeit jedoch lernte ich, meiner Intuition zu vertrauen, durch Taten und nicht durch Worte zu zeigen, dass Träume tatsächlich Wirklichkeit werden können. Diese Verwandlung, die voll erblühte, als ich 18 wurde, ermöglichte es mir, mein wahres Ich ohne Vorbehalte anzunehmen.

Durch das Leben zu navigieren, besonders in Momenten der Not und des Verlustes, erfordert immense Widerstandskraft. Für mich ist es vergleichbar damit, die Tiefen des Ozeans zu erkunden, wobei jeder Tauchgang ein potenzielles Risiko darstellen kann. Aber wie beim Freitauchen habe ich gelernt, diese Risiken zu mindern und mich nicht von der Angst beeinflussen zu lassen. In solchen Momenten der Dunkelheit konzentriere ich mich auf die Liebe, die mich umgibt, auf die Menschen, die an mich glauben, und versuche, die Energie und Lebendigkeit, die sie in mein Leben bringen, zu verkörpern.

Leider bringt das Leben zuweilen Wellen, die drohen, uns zu verschlingen und uns in Tiefen der Verzweiflung zu stürzen, die wir nicht vorhersehen konnten. Der Verlust meines Partners Stephen war eine solche Welle, ein so tiefer Verlust, dass ich immer noch durch seine Nachwirkungen navigiere. Aber selbst in dieser tiefen Dunkelheit gab es einen Lichtstrahl, einen Zweck, weiterzumachen – die Entschlossenheit, ihn stolz zu machen und die Lebensfreude, die er so schätzte, zu verkörpern.

An dich, der du womöglich vor deinen eigenen Herausforderungen stehst, kann ich nur sagen: Hab Vertrauen in dich selbst. Dein Lebensweg mag einschüchternd erscheinen, aber die einzige wirkliche Grenze ist die, die du dir selbst setzt. Wenn du dich verloren fühlst, nimm dir einen Moment, um durchzuatmen, um dich mit deinem inneren Selbst und der grenzenlosen Schönheit der Welt um uns herum zu verbinden. Manchmal brauchst du nur diesen einen kleinen Schubs, diesen „Tritt in den Hintern“, um kopfüber in dein Abenteuer zur Verwirklichung deines vollen Potenzials zu starten.

Nimm deine Leidenschaft an, verfolge deine Träume mit einem Herzen, das nur Liebe und keine Angst kennt. Und denke immer daran, Scheitern ist nicht das Ende, sondern vielmehr eine Lektion, ein Sprungbrett zu höheren Höhen. Gib stets dein Bestes, und Zufriedenheit und Glück werden folgen.

In Momenten der Verzweiflung denke an diejenigen, die dich lieben, die Freude an deinem Glück finden. Denn manchmal kann schon der Wunsch, sie glücklich zu machen, der Lichtstrahl sein, der dich aus der Dunkelheit führt. Wisse, dass du auf dieser Reise nicht alleine bist. So wie das Meer, das mein ständiger Begleiter war, finde deinen Zufluchtsort, finde deinen Zweck und gehe mit offenem Herzen voran, bereit, die Wunder, die das Leben zu bieten hat, anzunehmen.

Das Leben wird immer seine Herausforderungen haben, aber mit Geduld und Fokus auf deine täglichen Aktivitäten, Freunde und Familie kannst du dennoch weiter vorankommen. Lass dich nie von Negativität herunterziehen. Nutze die positiven Energien um dich herum, um ein Leben voller Liebe, Freude und Erfüllung zu schaffen.

Ich sende euch allen Liebe und Licht,
*Alessia Zechhini*

## Über Alessia Zechhini

Alessia Zecchini, geboren am 30. Juni 1992, ist eine renommierte italienische Freitaucherin, die mehrere italienische und sogar Weltrekorde gebrochen hat. Sie begann ihre Karriere im Freitauchen mit 13 Jahren und stieg schnell zu größerer Bekanntheit auf, als sie 2012 dem Nationalteam beitrat. Als ambitionierte Wettkämpferin hat sie eine Vielzahl von Medaillen bei Welt- und Europameisterschaften gewonnen. Ihren größten Erfolg aber feierte sie 2019, als sie als erste Frau eine Tiefe von −100 Metern nur mit ihren Armen während des „Nirvana Oceanquest" auf Curaçao, in der niederländischen Karibik, erreichte.

Ihre bemerkenswerte Karriere wurde 2023 mit dem Dokumentarfilm „The Deepest Breath" gekrönt, der von den Tiefen des Ozeans und den Höhen ihres Sports erzählt.

**Netflix-Doku:**

**Homepage:**

# 3
# Wenn es im Leben dunkel wird

## Wenn plötzlich nichts mehr so ist wie vorher

Zum zweiten Mal in meinem Leben brach mir der Boden unter den Füßen weg. Diesmal schleichend und allmählich, nicht wie beim ersten Mal ohne Vorbereitung. Aber deswegen nicht weniger grausam. Als ich tief in ein Loch und damit eine schwere Depression rutschte, aus der ich mich zwei lange Jahre nicht befreien sollte, sah mein Leben nach außen hin so aus, wie es sich jeder wünschen würde. Ich besaß ein gutes Einkommen, führte eine gesunde Beziehung, arbeitete in einem sicheren Job und alle Türen standen mir offen. Trotzdem erwischte es mich ohne Gnade. Heute weiß ich: Erstens – es kann jeden erwischen. Egal, in welcher Lebensphase und egal, wie viel Erfolg derjenige nach außen scheinbar hat. Zweitens – das vielleicht Erschreckendere – du siehst es den Menschen nicht an. Tatsächlich erkennst du es am Anfang womöglich nicht einmal selbst.

Das Fiese an Depressionen: Du leidest still und einsam. Für dein Umfeld bleibt dein Leid unsichtbar oder unverständlich. Die Erfahrung, dass das Umfeld das Ausmaß deines Leides nicht wahrnimmt, erschüttert dein ohnehin schon labiles Selbstbewusstsein nur noch mehr. Ebenso die Art, wie du selbst dazu beiträgst, indem du es leugnest und von dir weist. Das war die dritte Lektion. Vor allem aber begriff ich, weshalb ich abrutschte. Die Kette an Ereignissen sowie meine problematische und konfliktreiche Kindheit waren nicht allein verantwortlich für meine Depression, auch wenn sie sicher maßgeblich dazu beigetragen haben. Die wirklichen Gründe lagen in mir selbst: Mein Streben nach Perfektion, meine Suche nach Anerkennung und meine so hoch angesetzten Ansprüche, die niemand je erfüllen könnte. Dabei dienten all diese Wesenszüge doch eigentlich dem Zweck, all das auszugleichen, was vorher geschehen war, und den anderen zeigen zu können, dass mir das alles nichts ausmachen würde.

Grenzen existieren nur in unserem Kopf. Immer dann, wenn ich etwas wirklich wollte und dieses Ziel mit allen Kräften, die mir zur Verfügung standen, verfolgte, habe ich etwas erreicht. Ich verlangte viel von mir und war stolz darauf, Dinge zu schaffen, von denen andere nur träumten oder für die sie viel mehr Zeit brauchten. Nur wurde mir erst später klar, dass das auch seinen Preis hatte. Wie das Modeln. Ein absoluter Wunschtraum, nicht wahr? Denn will nicht jedes Mädchen, wenn auch nur für einen kurzen Moment, irgendwann einmal Model werden?

Mit 14 Jahren sah ich bei der Sendung Taff einen Bericht über die New York Fashion Week. Ein Reporter interviewte einen der Organisatoren der Fashion Week – damit hatte ich seinen Namen. Ich suchte ihn auf Facebook und schickte ihm immer wieder Nachrichten, dass ich Model werden wollte. Zwei Jahre lang. Ich spammte ihn regelrecht zu. An einem Nachmittag, ich war inzwischen 16, schickte ich meine Nachricht genau in dem Moment, als er gerade online war. Er klickte sie sofort an, wahrscheinlich aus Zufall. Zu meiner Überraschung bekam ich eine Antwort. Er schrieb zurück: „Ja, du passt." Gleich danach kam die unvermeidliche Frage nach meinem Gewicht. Das Problem: Ich war damals übergewichtig. Ich log und sagte ihm eine ganz andere Zahl. Damit hatte ich meine Einladung zur New York Fashion Week. Und vier Monate Zeit, um 20 Kilo abzunehmen.

Ich weiß, was du denkst: Das geht nicht. Tja, irgendwie habe ich es doch hingekriegt – gesund war das natürlich nicht. Doch als ich zur Fashion Week flog, hatte ich annähernd das angegebene Gewicht. Dort angekommen, bekam ich Aufträge und knüpfte Kontakte. Nur stellte ich vor Ort schnell fest, dass das Modeln nichts für mich war. Zurück in der Schweiz lernte ich dann die Managerin von Tony Garrn kennen, einem der erfolgreichsten Models der Welt, und die Ex-Partnerin von Leonardo Di Caprio. Die Managerin bot mir an, mir mit ihren Kontakten weiterzuhelfen und mich auf meinem Weg zu unterstützen. Auch hätte ich Tony persönlich in New York treffen können. Doch das Modeln war nicht meine Welt. Meine kurze Erfahrung als Model war die, dass du nie wirklich als das gesehen wirst, was du bist. Es geht nur um Größe und Maße. Ich hatte mich mit 1,77 Meter immer für groß gehalten, in New York war ich im Vergleich zu den anderen Mädels aber eher klein.

Ich entwickelte in kurzer Zeit eine Essstörung, mit der ich eine Weile zu kämpfen hatte. Meine bis dahin schon gepeinigte Psyche litt immens darunter. Ich sah schließlich den Sinn nicht mehr, dafür zu hungern, ein Kleid tragen zu können und einmal auf dem Laufsteg hin- und herzugehen. Da taumelte ich bereits auf depressiven Pfaden, jedoch ohne die Depression als solche zu erkennen. Die Schicksalsschläge, die ich in meinem noch jungen Leben hinnehmen musste, hatten ihr den Weg geebnet.

Der Tod meines Vaters war der schwerste von ihnen. An diesem Tag riss mir das Schicksal erstmals den Boden unter den Füßen weg. Ich war 13 Jahre alt und hatte das Gefühl, nichts mehr in Händen zu halten. Das Zentrum unserer Familie, das uns wenigstens teilweise Halt gegeben hatte, war nicht mehr da. Vor seiner Krankheit war mein Vater Alkoholiker, so wie meine Mutter auch. Als er dann an Lungenkrebs erkrankte, änderten sich die Verhältnisse in unserer

Familie stark. Er hielt uns zusammen, wodurch wir trotz der Probleme, die uns umkreisten, unser Leben leben konnten. Mit seinem Tod verschwand auch dieser Halt. Wir wussten, dass er krank war und bald sterben würde. Aber niemand in der Familie redete darüber, alle umgingen das Thema, so als wenn es noch in weiter Ferne liegen würde und als wenn morgen noch ausreichend Zeit wäre, sich darum zu kümmern. So verging ein Tag nach dem anderen, ohne dass ich mich wirklich darauf vorbereiten konnte. Sein Tod riss mein ganzes bisheriges Leben aus den Fugen und nichts war mehr so wie früher.

Am Abend vor seinem Tod überkam mich eine Art Vorahnung. Wir sahen an diesem Abend alle zusammen einen Film, den er ausgesucht hatte. Ein Klassiker von Jackie Chan. Den mochte mein Vater besonders gerne. Als die anderen ins Bett gingen, blieb ich noch eine Weile bei ihm und hatte den Kopf auf seinem Schoß. Ich fragte ihn aus heiterem Himmel, wie er sich seine Beerdigung vorstellte, was wir essen sollten, ob ich ein Lied für ihn singen sollte und noch viele Einzelheiten mehr. Wir saßen noch bis spät in der Nacht zusammen. Als ich ins Bett gehen wollte, brach er zusammen und bekam keine Luft mehr. In mir stieg die Panik auf und ich gab ihm sein Atemgerät. Meine Mutter kam sofort angelaufen und kümmerte sich um ihn. Sie schickten mich ins Bett mit den Worten: „Es wird alles gut.“

Das war die Nacht, in der mein Vater starb. Wir gestalteten seine Beerdigung genauso, wie er es mir am Abend vor seinem Tod beschrieben hatte. Mit dem

Essen, das er sich gewünscht hatte, und einem Lied, das ich für ihn sang.

Von da an lief alles aus dem Ruder. Meine Mutter war mit der Situation völlig überfordert. Meine Brüder waren psychisch labil. Der Älteste war seit längerem in einer Psychiatrie, der Zweitälteste in einem Heim. Zu Hause lebten noch mein jüngerer Bruder und ich. Weil meine Mutter immer wieder weg war, musste ich sehr schnell lernen, Verantwortung zu übernehmen. Das alles gipfelte in einem Nervenzusammenbruch meiner Mutter. Ich war immer noch 13 Jahre alt. Meine einzige Möglichkeit in dieser Situation: ihren Psychiater anrufen. Anschließend wurde sie in eine Klinik eingewiesen, in der sie über ein Jahr blieb. Im Nachhinein weiß ich, dass meine Mutter es alles andere als leicht hatte. Sie tat ihr Bestes, um allem gerecht zu werden, aber war so überfordert, dass ihre Psyche mehr und mehr litt und sie labil wurde.

Sobald meine Mutter in der Klinik war, hatte es das Jugendamt mit einem Mal überaus eilig, meinen Bruder und mich irgendwo unterzubringen. Mein Bruder sollte in eine Pflegefamilie kommen und ich in ein Heim in Basel, zwei Stunden von meinem Heimatort Biel und damit von meinem Bruder entfernt. Ich wollte auf keinen Fall von meinem kleinen Bruder getrennt werden. Vor Wut heulend bettelte ich im Jugendamt um eine andere Lösung. Ich wusste, dass wir jemanden finden müssten, der uns zu Hause betreute. Dann könnten mein Bruder und ich zusammenbleiben. Das Jugendamt zeigte nicht viel Mitgefühl. Ich bat um

24 Stunden Zeit, jemanden zu finden. Die Betreuerin lachte mich kopfschüttelnd aus – was ich mir denn einbildete, innerhalb eines Tages jemanden zu finden, nachdem das Jugendamt in mehreren Wochen niemand Passenden gefunden hatte. Doch sie gab mir diese letzte Chance. Wahrscheinlich dachte sie, es würde nichts mehr ändern. Auf einen Tag kam es da auch nicht mehr an.

Als ich das Jugendamt verließ, war ich völlig verzweifelt. Ich ging zum Grab meines Vaters und saß bis drei Uhr morgens dort, überfordert, nervlich am Ende und ratlos, wie es weitergehen sollte. Zufällig scrollte ich durch Facebook und sah, dass ein Cousin online war, zu dem ich eigentlich wenig Kontakt hatte. Ich bat ihn, mich anzurufen und erzählte ihm anschließend, was los war. Wider Erwarten sagte er zu. Ich konnte es kaum glauben. Das war die erste Situation in meinem Leben, die mir zeigte: Wenn du etwas von Herzen möchtest und wirklich alles gibst, schaffst du es auch. Weitere solcher Situationen sollten folgen. Obwohl niemand an mich glaubte, vor allem nicht die Mitarbeiterin im Jugendamt, hatte ich jemanden gefunden, der zu Hause nach uns sehen konnte. Mein kleiner Bruder und ich durften zusammenbleiben. Ein Jahr lang war mein Cousin bei uns, während meine Mutter weg war. Da mein Cousin selbst noch in der Ausbildung und erst 21 Jahre alt war, wurde auch sein Vater involviert. Wir wechselten auf eine Privatschule, wo wir Mittagessen bekamen, unsere Hausaufgaben machen konnten und betreut wurden. Bezahlen konnte das damals glücklicherweise unsere Großmutter.

Mit diesen Ereignissen im Gepäck trat meine Depression erstmals in mein Leben. Damals dachte ich nicht darüber nach. Ich hielt es für Trauer, die mein Umfeld als ganz normal bezeichnete. Es würde mit der Zeit besser werden, sagten sie. Nur wurde es nicht besser. Wir nahmen uns auch nicht wirklich Zeit zum Trauern. Fünf Tage nach dem Tod meines Vaters gingen wir wieder in die Schule, ohne dass sein Tod oder unsere Trauer in irgendeiner Weise in der Familie thematisiert wurden. Auch nicht in den Jahren danach. Oder irgendwann. Nie. Wir alle versuchten, damit zurechtzukommen und verdrängten unsere Gefühle. Bei mir löste das aus, dass ich überhaupt nicht wusste oder begreifen konnte, wie ich mich verhalten, geschweige denn was ich fühlen sollte. Die große Trauer überkam mich erst etwa zwei Jahre später. Ich dachte anfangs noch, dass sich alles beruhigen und die Familie wieder zusammenfinden würde. Nach zwei Jahren musste ich aber feststellen, dass nichts besser wurde. Da holte mich die Trauer ein. Mein kleiner Bruder hatte psychische Probleme, ich machte mir Sorgen um ihn.

Meine Mutter war weiterhin labil. Als mich also diese Trauer übermannte und ich zwei Jahre nach dem Tod und ein Jahr nach der Einweisung meiner Mutter nicht wusste, wie ich mit diesen Gefühlen umgehen sollte, was überhaupt mit mir los war, suchte ich mir einen Job. Ich glaubte wohl, mich auf diese Weise mit all diesen Fragen und Gedanken nicht beschäftigen zu müssen und mich ablenken zu können. Gleichzeitig wollte ich Geld sparen, um verreisen zu können. In Restaurants und in Cafés arbeitete ich, so viel es nur ging, um den Schmerz bloß nicht zu fühlen. Ich flüchtete mich in die Arbeit und ins Ausland. Wohin? Egal, Hauptsache, weit, weit weg von zu Hause.

Ich suchte mir damals zwar bereits Hilfe, doch kann mich heute nicht einmal erinnern, wie oft ich die Psychologen und Psychiater wechselte. Wirklich helfen konnte mir keiner von ihnen. Alle möglichen Therapien wurden mit mir durchgeführt: Kinesiologie, Familienaufstellungen und noch so viele mehr. Nichts davon machte einen Unterschied, was letztlich dazu führte, dass ich das Vertrauen in den Fachbereich an sich verlor. Ich bekam immer mehr Medikamente und die Ärzte stellten immer mehr Diagnosen, aber die Situation in meinem Inneren wie im Äußeren verbesserte sich nie. Im Gegenteil. Wurden mir anfangs nur Antidepressiva verschrieben, kam bald Ritalin hinzu. Warum? Angeblich ADHS. Kurz darauf verschrieben mir die Ärzte Schlaftabletten.

In nur wenigen Monaten geriet ich in eine Medikamentenabhängigkeit: Morgens Ritalin, mittags Antidepressiva, abends Schlaftabletten. Es begann mit einer halben Schlaftablette. Damit schlief ich am Anfang 15 Stunden durch. Daraus wurde eine ganze Tablette und nach einiger Zeit konnte ich nur noch schlafen, wenn ich drei Schlaftabletten nahm. Ich schlief in dieser Zeit ungefähr 17 Stunden am Tag. Jeden Tag. Ich war 17 Jahre alt und steckte mitten in der Ausbildung. Ich besuchte eine französische Wirtschaftsschule und nach

Schulschluss arbeitete ich. Manchmal nachmittags, manchmal auch bis zum späten Abend, je nachdem, wann ich Schulschluss hatte. Es gab Wochentage, an denen ich um 16 Uhr aus der Schule kam und dann von 17 bis 23 Uhr arbeitete. An vielen Tagen war ich dazu jedoch in dieser Phase gar nicht in der Lage, denn ich musste um 16 Uhr im Bett sein, um zu schlafen.

Oft ging ich auch gar nicht zur Schule. Dadurch sammelten sich jede Menge Fehltage an. Das war zu dem Zeitpunkt jedoch mein geringstes Problem, denn ich hasste die Schule, auf die ich ging. Es war ganze drei Jahre lang der blanke Horror für mich, auf diese Schule zu gehen. Auch wollte ich die Ausbildung eigentlich gar nicht machen, fühlte mich aber von meinem Umfeld dazu gedrängt. Der Druck, den ich spürte, war enorm stark.

Viel lieber hätte ich jedoch etwas anderes gemacht, Floristin zum Beispiel – das hätte mir vielleicht eher den Raum gegeben, die Ereignisse der Jahre zuvor zu verarbeiten. Danach hätte ich die Matura (so heißt das Abitur in der Schweiz) machen und studieren können. Damit wäre ich glücklicher gewesen und vielleicht befreit von der inneren Dunkelheit, die immer schwärzer wurde. Die hohe Dosis an Tabletten, die mir verschrieben wurde, machte es auch nicht besser und es war natürlich keineswegs so, dass mein Schlafbedürfnis von allein weniger wurde. Vielmehr traten weitere Nebenwirkungen hinzu. Eine davon war beispielsweise, dass ich immer öfter unter Gedächtnislücken litt und eigenartige Textnachrichten an irgendwelche Leute verschickte. Am nächsten Tag konnte ich mich nicht mehr erinnern, dass ich diese Nachrichten getippt hatte.

Also achtete ich vor dem Einnehmen der Tablette darauf, dass mein Handy nicht in Reichweite war. Das aber war noch nicht alles. Ich begann auch, Halluzinationen zu entwickeln und Menschen zu sehen, die überhaupt nicht da waren. Einmal sah ich sogar den Sensenmann im Zimmer und geriet daraufhin furchtbar in Panik. Zu meinem Glück war mein Freund bei mir und es gelang ihm, mich zu beruhigen.

Irgendwann wurde mir die Abwärtsspirale zu steil und da die Tabletten diese nur weiter beschleunigten, entschied ich, sie abzusetzen – unter Absprache mit meinen Ärzten natürlich. Die Tabletten abzusetzen war sehr schwer. Längst war ich danach süchtig. Heute würde mir kein Arzt in der Schweiz mehr diese Tabletten verschreiben, allein wegen der Suchtgefahr. Damals war das allerdings kein Thema. Ich hatte immer wieder Rückfälle und es dauerte lange, bis ich wieder in einen einigermaßen gesunden Schlafrhythmus kam. Es war aber nicht nur die Wirkung der Tabletten, die süchtig machte. Ich genoss es, durch die Tablette abzuschalten, und freute mich am Morgen nach dem Aufwachen schon wieder darauf, am Abend die nächste Tablette zu nehmen. Wieder war ich geflüchtet vor meinen Gefühlen, in dem Fall in eine schwere Tablettensucht. Die Schlafprobleme verfolgen mich bis heute. Mal ist es eine Zeit lang besser, dann wieder schlechter. Ich versuche, es mit pflanzlichen Mitteln in den Griff zu bekommen und locker zu bleiben. Im Gegensatz zu früher besitze ich heute aber auch eine mentale Stabilität, die mir die Kraft dazu verleiht.

Damals wurde ich immer unglücklicher. Durch die Schule, durch inneren und äußeren Druck, aber vor allem durch das Gefühl, dass etwas nicht in Ordnung war. Ein vages Gefühl, das ich nicht in Worte fassen konnte. Sicher war mein ganzes damaliges Umfeld alles andere als positiv. Auch der Schlafmangel trug seinen Teil dazu bei. Mit 17 Jahren musste ich dann zu allem Überfluss von zu Hause ausziehen – meine Mutter zog in eine neue Wohnung und für mich als die Ältere von den noch zu Hause lebenden Kindern war leider kein Platz mehr. Also musste ich eine Alternative finden. Meine Mutter und ich hatten zu diesem Zeitpunkt ohnehin ein alles andere als gutes Verhältnis zueinander, also lebte ich bei meinem Freund. Seine herzliche Familie nahm mich auf wie ein Familienmitglied und gab mir Halt. Ich fühlte mich zum ersten Mal in einer Familie integriert und angekommen. Unsere Beziehung aber stand noch am Anfang und für mich war klar, dass ein Zusammenziehen noch nicht infrage kam.

Meine beste Freundin wusste von meiner Wohnsituation und bot mir ein Zimmer bei sich zu Hause an. Dies war die perfekte Lösung für mich, denn auch da wurde ich aufgenommen wie ein zweites Kind. Was ich damals getan hätte, wenn mich die Mutter meiner besten Freundin nicht bei sich aufgenommen hätte, weiß ich bis heute nicht. Entsprechend eng war unsere Verbindung. Tatsächlich nannte ich sie sogar Mum. Zu ihr hatte ich eine deutlich klassischere Mutter-Tochter-

Beziehung als zu meiner echten Mutter. Sie stützte mich, solange sie konnte. Doch auch sie starb einige Jahre nach meinem Vater – wie auch er an Lungenkrebs. Der nächste Schicksalsschlag. Der nächste Tod. Der nächste Verlust.

In dieser Zeit, als ich von zu Hause auszog, wurde mir zum ersten Mal wirklich bewusst, dass ich depressiv war. Der Zustand, unglücklich zu sein, nicht zurechtzukommen, hatte einen Namen. Damals hatte ich keine Ahnung, an was für einen dunklen Ort ich mich noch begeben würde. Ich hatte Phasen, in denen ich abhob, abgelöst von Phasen, in denen ich depressiv war. Mit der Zeit kamen diese öfter, waren stärker und dauerten immer länger an. Hätte ich in dieser Zeit gewusst, was ich heute weiß, wäre mir das womöglich erspart geblieben. Ich hätte gewusst, wie ich damit umgehen soll. Denn das konnte mir damals niemand sagen.

Um anderen dieses Leid ersparen zu können, habe ich dieses Buch geschrieben. Denn heute weiß ich: Meine Schicksalsschläge konnte ich nicht ändern – darauf hatte ich keinen Einfluss. Doch den Umgang damit und die frühzeitige Prävention meiner Depression – darauf hätte ich Einfluss gehabt, wenn ich das Wissen, das in diesem Buch steckt, zu dem Zeitpunkt schon gehabt hätte.

Auch kann ich meine eigene Vergangenheit nicht ändern, aber vielleicht ändere ich die Zukunft der Leserinnen und Leser dieses Buches, indem ich ihnen die Abwärtsspirale und die dunklen Orte, an die mich diese trostlose Dynamik geführt hat, ersparen kann. Und das, indem ich mit diesem Buch Zuversicht spende und das Wissen teile, von dem ich wünschte, dass ich es schon viel früher gehabt hätte.

**Meine Erkenntnis**

Die Auseinandersetzung mit den eigenen inneren Konflikten und die Suche nach Hilfe sind entscheidend, um sich aus den tiefsten Tälern des Lebens zu befreien und die Dunkelheit zu überwinden.

## Der Krieg mit sich selbst

Richtig schlimm wurde es dann im November 2021 für mich. Die Depression, die sich über Jahre angeschlichen hatte, nahm mich vollständig ein. Ich konnte einfach nicht mehr. Nicht essen, nicht schlafen, nicht mehr rausgehen.

Alles war zu viel. Mein Leben erschien mir wie eine Aneinanderreihung von quälenden Momenten. Dem wollte ich ein Ende setzen. Entweder dem Leid oder dem Leben. Die einzigen Personen, die mich in dieser Zeit am Leben hielten, waren mein Freund und mein jüngerer Bruder. Ich wollte sie wortwörtlich nicht zurücklassen. Früher hielt ich es immer für Egoismus, sich das Leben zu nehmen. Für die anderen, die zurückbleiben, ist es unglaublich schwer, damit klarzukommen. Das wusste ich aus eigener Erfahrung nur zu gut. Ich konnte das meinem Bruder, der selbst zu kämpfen hatte, nicht antun. Gleichzeitig verbrachte ich den ganzen Tag damit, zu grübeln und mich in die immergleichen psychischen Abwärtsspiralen zu begeben. Ein Gedankenkarussell negativer Stimmungen, das sich wieder und wieder um sich selbst drehte. Das führte mich zu dem Schluss, dass ich nicht länger nur ein Leben für andere führen konnte und versuchte, ihnen Leid zu ersparen, indem ich selbst weiterhin litt.

Es kam mir vor, als würde ich für mich selbst einstehen, wenn ich mich gegen das Leid und für das Ende entscheiden würde. Gleichzeitig kam es mir wieder egoistisch vor. Ich führte Krieg. Krieg gegen mich selbst.

Schließlich erzählte ich meinem Bruder von meinen Gedanken, mir das Leben nehmen zu wollen. Überraschenderweise zeigte er Verständnis. Er sähe, wie ich leide und wie schlecht ich aussehe, sagte er mir. Trotzdem machte er mir Hoffnung, dass es zwangsläufig besser werden würde, um mich von meinen Gedanken abzubringen, und ich beschloss, noch zu warten.

Es wurde Januar. Neues Jahr, neues Glück – für mich galt das nicht. Da meine Stimmung unverändert blieb, meldete ich mich bei Exit an, einer Vereinigung für humane Sterbehilfe in der Schweiz. Meinem Freund davon zu erzählen, war ein schwerer Moment. Denn ich meinte es ernst. Trotzdem versprach ich ihm, noch nicht aufzugeben und erst eine Ketamin-Therapie auszuprobieren. Auch er zeigte Verständnis, blieb immer an meiner Seite, nahm sich Zeit für mich und war einfach da. 24/7. Den Schmerz konnte er mir zwar nicht nehmen, doch allein durch seine Anwesenheit gab er mir Halt. Für mich war er mein sicherer Hafen. Ich merkte, dass die anhaltenden Depressionen auch für ihn eine große Belastung waren. Er musste immer wieder erleben, wie ich, seine Partnerin, ihm weinend mitteilte: Ich kann einfach nicht mehr und ich will auch nicht mehr. Das war für ihn kaum zu ertragen. Doch er unterstützte mich, so sehr er konnte und auch in den Momenten, wo ich keinen Ausweg sah, verlor er nie die Hoffnung auf eine bessere Zeit. Dafür bin ich ihm unendlich dankbar.

Ich begann mit der Ketamin-Therapie und ließ mich mehrere Monate lang mehrmals in der Woche behandeln. Es half tatsächlich immer wieder, den Abgründen in mir zu entkommen, aber es war ein immenser Zeitaufwand und nicht frei von Nebenwirkungen. Deswegen beschloss ich auch damit aufzuhören, nachdem es mir über zwei Wochen am Stück richtig gut ging. Ich dachte, ich würde das Ketamin nicht länger brauchen, und ging auch nicht mehr zur Therapie. Doch als die Wirkung des Ketamins so langsam abnahm, fiel ich erst recht in ein Loch ohne Boden. Nichts ging mehr, ich wollte nur noch sterben. Wir benutzen diese Floskel häufig, um auszudrücken, dass uns etwas zu viel ist oder etwas gar nicht geht. Ich nicht. Ich meine es so, wie ich es schreibe.

Als ich dann also einen Termin bei Exit hatte, um mein Ableben zu besprechen, erzählten sie mir dort noch von einer weiteren Therapiemethode, die in Fällen wie meinem helfen könnte, der EKT. EKT steht für Elektrokrampftherapie. Hierbei werden Gehirnbereiche mit Strom angeregt und wieder aufeinander abgestimmt. Die Therapiemethode wird ausschließlich bei Patienten angewandt, die an besonders starken Depressionen leiden und wenn alle anderen Verfahren bis dahin keine Wirkung gezeigt haben. Ich ließ mich also darauf ein – schließlich hatte ich absolut nichts zu verlieren.

Die Behandlung wird zwölfmal unter Vollnarkose durchgeführt. Ich litt in dieser Zeit unter starkem Gedächtnisverlust, einer der möglichen Nebenwirkungen. Aber das spielte für mich kaum eine Rolle, da ich davon ausging, dass ich sowieso bald sterben würde. Da kam es auf den Verlust von ein paar Erinnerungen zum Ende auch nicht mehr an. Ich kaufte mir in dieser Zeit einen Hund, der mir Kraft gab. Jedoch wusste ich nach der Therapie nicht einmal mehr, wo ich mit ihm laufen gehen sollte, da mir selbst meine vertraute Wohnumgebung aufgrund des Gedächtnisverlusts völlig fremd war.

Als ich damals mit der EKT-Therapie begann, dachte ich: Diesen einen Versuch mache ich noch, und wenn das nicht hilft, gehe ich ein letztes Mal zu Exit. Ein Versuch, den ich weniger für mich unternahm, sondern vor allem für meinen Bruder und meinen Freund. Wenn ich ihnen sagen konnte, ich hätte alles probiert und nichts hat geholfen, hätte ich meinen Suizid vor mir guten Gewissens rechtfertigen können. Doch entgegen meiner Erwartung und zu meinem Glück half es. Die Therapie verbesserte innerhalb kurzer Zeit meine Lebensqualität dramatisch.

Parallel begann ich kurze Zeit nach Therapiebeginn, die Gedanken aufzuschreiben, die sich kontinuierlich in den Abgrund hinab schraubten. Das Schreiben half mir, die Gedanken zu ordnen, anstatt sie immer nur wiederzukäuen, und ich wurde mir über einige Zusammenhänge bewusst:

Aufgrund meiner frühen und tiefgreifenden Verluste hatte ich immer angenommen, mich nur noch auf mich selbst verlassen zu können und es war mir schwergefallen, eine tiefe Bindung zu anderen Menschen aufzubauen. Ich wollte von niemandem abhängig sein, mit Ausnahme von mir selbst. Das löste extremen Stress in mir aus und befeuerte mein endloses Streben nach Erfolg. Auch heute noch bin ich nicht gern von anderen abhängig, trotzdem ist mir mittlerweile klar, dass es eine Illusion ist, ohne die Hilfe, Arbeit oder Beiträge anderer Menschen in unserer Gesellschaft auskommen zu können. Niemand lebt in einem luftleeren Raum, von Zeit zu Zeit brauchen wir schlichtweg die Hilfe von anderen oder sind auf deren Arbeit angewiesen. Aber wir alle müssen unterscheiden, welche Abhängigkeiten unvermeidlich oder akzeptabel sind und welche nicht.

Ich zum Beispiel bin eine Katastrophe, wenn es um Computer geht. Wenn ich etwas auf meinem PC installieren muss, bin ich auf meinen Freund angewiesen. Und das ist auch völlig in Ordnung für mich. Von jemandem finanziell abhängig zu sein, wäre dagegen ein absolutes No-Go, auch heute noch. Doch allein diese Zusammenhänge zu erkennen, nahm mir den Druck, alles allein schaffen zu müssen. Nur akzeptiert oder gar geliebt zu werden, wenn ich etwas leiste oder mich unentbehrlich mache – ich erkannte die Abhängigkeit darin. Diese und andere Erkenntnisse über meine inneren Konflikte halfen mir, den Krieg gegen mich selbst zu beenden. Ich konnte Frieden mit mir schließen.

Dieses analysierende Schreiben, warum ich wieder in ein Loch falle, gehört inzwischen zu meinem Prozess. Auch gehört dazu, die Auslöser wahrzunehmen. Vor allem aber ist es für meine mentale Gesundheit wichtig, mich selbst zu spüren und kraftlose Momente zuzulassen. Wenn ich trauere, muss ich die Trauer zulassen, statt mir zu sagen: „Du musst stark sein und funktionieren." Oder noch schlimmer: „Die anderen dürfen nichts davon mitbekommen." Weder Trauer noch Depression sind ein Zeichen für Schwäche. Das klingt so einleuchtend, wenn ich es jetzt schreibe, aber es waren Erkenntnisse, die ich erst erwerben musste. Was ich also am dringendsten lernen musste: mich selbst zu akzeptieren.

Ich bin nicht der einzige Mensch auf der Welt, der traumatische Erlebnisse hinter sich hat, es gibt viele Arten von Traumata und jeder, der eines erlebt hat, kämpft auf die eine oder andere Weise damit. Es klingt seltsam, doch ich musste zunächst lernen zu akzeptieren. Dass es okay ist, nicht stark zu sein, sondern in das Loch zu fallen. Mich nicht dafür zu hassen oder damit zu stressen, dass ich am Abgrund stehe, sondern den Abgrund auszuhalten und die Gefahr des Bodenlosen von Zeit zu Zeit hinzunehmen, anstatt permanent vor Ereignissen zu flüchten, die mich überforderten. Mir blieb deshalb kaum etwas anderes übrig, als mich intensiv damit auseinanderzusetzen.

Nach meinem letzten Zusammenbruch fing ich an, mich selbst so zu behandeln, als wäre ich meine eigene Tochter. Ich spendete mir Trost, forderte mich selbst auf, die Traurigkeit zuzulassen, die ich spürte, war mir selbst gegenüber verständnisvoll. Ich sagte mir regelrecht: „Wenn du jetzt traurig bist, dann nimm dir die Zeit dafür und morgen betrachten wir die Probleme von Neuem, ob sie wirklich so groß sind und wie wir sie lösen können." Dieser liebevolle Umgang mit mir selbst half damals und hilft mir noch heute.

as heißt nicht, dass meine Depressionen plötzlich und für immer verschwunden waren, oder ich nie wieder in ein Loch fallen werde. Und das, obwohl ich eigentlich die Letzte bin, die Probleme sucht oder ein Problem erschafft, wo überhaupt keines ist. Ich rege mich auch nicht schnell auf oder fühle mich schnell überfordert. Trotzdem wartet der Abgrund auf mich. Lauert die Depression. Im Unterbewusstsein. Ich könnte heute nicht sagen, was genau mich belastet. Eigentlich ist da nichts, was mir den Boden unter den Füßen wegzieht. Trotzdem kann ich nicht schlafen.

Der Unterschied ist jedoch, dass es mir nicht länger Kopfzerbrechen bereitet und somit auch keine Belastung mehr darstellt. Ich habe akzeptiert, dass es okay ist, nicht perfekt zu sein, und dass es okay ist, wenn es mir mal nicht gut geht. Ich muss nicht mehr versuchen, in die Masse zu passen. Das hat sowieso noch nie funktioniert. Diese Erkenntnis hat mir enorm viel Leichtigkeit beschert und hilft mir dabei, gar nicht erst wieder in ein Loch zu fallen, wenn die Schwere mal wieder anklopft. Ich akzeptiere meine Imperfektion. Meine Menschlichkeit. Dadurch löst sich die Schwere meist wie von selbst auf und die Leichtigkeit ist plötzlich wieder da. Eine Leichtigkeit, die ich über große Strecken meines Lebens – seit dem Tod meines Vaters genauer gesagt – nie hatte und auch nicht kannte.

Bei mir war sowieso vieles anders. Ich war einfach nicht so wie alle anderen. Ich habe in meiner Familie kaum Umgangsformen gelernt. Das fiel auch meinem Freund in der ersten Zeit auf. Bei uns blieb man nicht am Tisch sitzen, bis alle fertig mit dem Essen waren. Jeder machte sein Ding und es wurde wenig aufeinander geachtet. Familienleben in diesem Sinne gab es kaum. Natürlich eckst du ständig und überall erstmal an, wenn du so aufgewachsen bist. Heute kann ich darüber lachen, aber damals hatte ich das Gefühl, ich muss mich unbedingt anpassen. All diese Dinge gehörten zu meinem persönlichen Krieg gegen mich selbst. Meine Verdrängung, meine Flucht vor dem Schmerz, meine hohen Ansprüche und mein Perfektionismus. All das war eigentlich nur Vermeidung von Schmerz und machte diesen mit der Zeit immer schlimmer. Ich habe erkannt und akzeptiert, dass ich oft mehr will und dass ich einen anderen Weg gehe als die Masse.

Das gibt mir gleichzeitig auch Kraft. Ich sehe, dass es mich immer wieder auch zu Höchstleistungen angespornt hat. Ich hatte den Drang, zu gestalten und mich auszuleben, ohne mich von anderen einschränken zu lassen. In der Vergangenheit habe ich dabei nur zwei Fehler gemacht: Erstens, mein Handeln danach auszurichten, es allen zu zeigen und dadurch indirekt ein Leben für andere zu führen. Zweitens, zu oft und zu intensiv meine Grenzen auszureizen und darüber hinauszugehen – in Momenten, in denen es mir gut getan hätte, einen Gang zurückzuschalten und einfühlsam mit mir selbst umzugehen. Ich liebe es, ambitioniert zu sein und über mich hinauszuwachsen, doch ich erkenne heute, dass wir uns dabei nicht selbst verlieren dürfen.

**Meine Erkenntnis**

Um Depressionen zu bewältigen, sind nicht nur äußere Veränderungen notwendig, sondern auch die Bereitschaft, sich selbst zu reflektieren und Hilfe von anderen anzunehmen.

## Das Gefühl, nicht gut genug zu sein

Mein Hang zur Perfektion spielt dabei für mich eine ganz besondere Rolle. Ich erinnere mich an ein Seminar, an dem ich beruflich teilnahm. Dort visualisierte der Speaker einen Lebenskreis mit mehreren Feldern. Diese Felder symbolisierten die verschiedenen Lebensbereiche

- Finanzen,
- Beziehungen,
- Karriere,
- Körper,
- Spiritualität und
- Gesundheit.

Wir sollten bewerten, wie wichtig diese Lebensbereiche jeweils waren. Bei mir bekamen sie alle zehn von zehn Punkten, sie waren also alle wichtig. Alle hatten die oberste Prio. Danach lebte ich. Ich wollte immer Vollgas geben, alles erleben, Erfolg haben und allen zeigen, was in mir steckt. Für mich war das ein absolut selbstverständliches Lebensgefühl. Ich wollte all das schaffen, was andere auch schaffen, und noch einen draufsetzen. Ich maß mich mit denjenigen, die einen Lebensbereich absolut gemeistert hatten, nur dass ich nicht nur in einem Lebensbereich Perfektion anstrebte. Ich wollte sie in allen. Auch wollte ich sie damals nicht für mich, sondern um es anderen zu beweisen. Ich wollte zeigen, dass ich nicht das kleine unbeholfene Mädchen aus dem Problemhaushalt war, das überall aneckte. Ich wollte an ihnen allen vorbeiziehen und sie in jedem Lebensbereich übertrumpfen – oder zumindest in einer Liga mit den Besten der Besten spielen.

Wir sind heute ständig der Beurteilung durch andere ausgesetzt. Besser gesagt, wir setzen uns selbst dieser Beurteilung aus. Im Job, in der Familie, auf Social Media. Besonders auf Social Media. Ich saß auch in dieser Falle und dachte, ich muss nach außen hin ein perfektes Bild abgeben. Die Anerkennung durch andere war das Wichtigste für mich. Ich habe für meine Figur gehungert, ich habe wahnsinnig viel trainiert und über drei Jahre überhaupt keinen Zucker gegessen. Ich redete mir zwar ein, dass ich das mache, um mir selbst etwas zu beweisen, aber tatsächlich ging es mir auch hier darum, es allen zu zeigen. Wie ein übergroßer Mittelfinger an die Außenwelt.

Heute sehe ich das anders. Denn ich habe den Wert und die Bedeutung von Balance kennengelernt. Dass es nicht möglich ist, in jeder Hinsicht aufs Ganze zu gehen, dass es nicht möglich ist, ständig und überall zu gewinnen. Dass Scheitern uns manchmal womöglich sogar weiterbringt als Erfolg. Und dass ich deswegen nicht in jedem Lebensbereich zehn von zehn Punkte erreichen muss. Egal, ob du nach Anerkennung durch andere strebst oder es einfach dem Rest der Welt zeigen willst, so wie ich, letztendlich führst du ein Leben für andere. Das ist mehr als unsinnig und bringt dich vielleicht auf die New York Fashion Week, wenn du im richtigen Moment das passende Gesicht hast und genug Ausdauer, um jahrelang Facebook-Nachrichten an die richtige Person zu senden. Es bringt dich aber in deiner persönlichen Entwicklung nicht weiter. Ich habe gerade letzte Woche eine ganze Wand voller Auszeichnungen, die ich angehäuft hatte, einfach entsorgt. Ich wollte sie nicht mehr sehen. Das war ein befreiendes Gefühl. Denn was bringt mir eine Auszeichnung, wenn ich den Weg dahin überhaupt nicht genossen habe? Und wofür würde ich die Auszeichnung brauchen, wenn der Weg eine Offenbarung war? Ist nicht der Weg an sich die einzige Trophäe, die mich wirklich erfüllt? Eine schöne Erinnerung ist eine Auszeichnung, die mir niemand nehmen kann. Eine Trophäe ohne schöne Erinnerung ist nur eine äußere Manifestation innerer Leere.

Einer meiner vielen Psychologen sagte mir einmal, wenn ich seine Therapie drei Jahre lang durchziehe, bin ich am Ende frei von Depressionen. Das fand ich super. Ich hatte eine Perspektive. Nach einem Jahr ging es mir auch tatsächlich besser. Aber es kamen Zweifel auf, nämlich daran, ob es überhaupt möglich sei, völlig frei von Depressionen zu sein. In dieser Zeit sagte mein Freund zu mir einen Satz, der im Nachhinein meine ganze Einstellung zur Depression verändert hat: „Ein bisschen Depression hat doch jeder." Das sollte nicht Depressionen als Krankheit verharmlosen, sondern ausdrücken, dass es normal ist, dass es dir nicht rund um die Uhr gut geht, sondern auch schlechte Gefühle zum Leben gehören. In so einem Moment musst du nicht nach außen so tun, als wäre alles in Ordnung. Das Leben ist nun mal nicht immer rosarot und es ist nur ehrlich, das auch zu sagen. Vielmehr noch, es sich selbst gegenüber zuzugeben, ohne sich dafür fertig zu machen.

Trotzdem vergleichen wir uns ständig mit anderen, mit völlig unbekannten Leuten auf Instagram, auf TikTok oder mit den eigenen Freunden und Kollegen. Das konnte ich früher auch richtig gut. Ich zwang mich sogar, zur Arbeit zu gehen, als ich eine Sehnenscheidenentzündung hatte. Einfach nur, weil ich zeigen wollte, dass ich die Beste bin und mich nichts davon abhält, zu performen. Das Resultat: Eine zweite Sehnenscheidenentzündung im anderen Handgelenk. Und weil das noch nicht reichte, verletzte ich mir auch noch den Fuß. Mit all diesen Verletzungen quälte ich mich weiter zur Arbeit. Und warum? Einfach nur, um mir selbst und der Welt zu beweisen, dass ich das aushalte, dass ich stärker bin als der Rest. Nur, dass der „Rest“, also meine Arbeitskollegen und mein Chef, das überhaupt nicht wahrnahmen. Für mich war es eine echte Quälerei, doch den anderen vollkommen egal. Ich dachte, wenn ich nicht zur Arbeit gehe, versinkt alles im Chaos.

Aber letztlich lief die Firma auch schon, bevor ich dort begonnen hatte. Ich wollte mir das nur nicht eingestehen, weil ich mir meinen Wert beweisen wollte, indem ich mich für meine Arbeit aufzehrte. Warum? Aus dem Eindruck heraus, dass nur mein Dasein nicht ausreicht. Dass ich mir durch Arbeit meinen Wert verdienen musste. Auch mir selbst gegenüber. Je härter der Job, umso besser. Je größer das Leid, das ich ertragen konnte, desto mehr war ich in meiner verschrobenen Wahrnehmung wert. Genauso, wie wir uns mit irgendwelchen Leuten auf Social Media vergleichen. Beides führt nur dazu, sich selbst abzuwerten. Dabei reichte es, ich zu sein. Zu atmen, zu existieren. Ich musste mich nicht hergeben, wofür auch immer. Ich muss einfach nur ich sein. Genauso wie es für dein Leben reicht, dass du du bist. Das ist deine Aufgabe. Alles andere ist Bonus. Und es sollte dir Energie geben, nicht nehmen.

**Meine Erkenntnis**

Innere Leere entsteht dadurch, sich ständig mit anderen zu vergleichen und nach Perfektion in allen Lebensbereichen zu streben. Deine wahre Aufgabe im Leben ist es, du selbst zu sein und zu erkennen, dass das Leben Höhen und Tiefen hat, die uns formen und bereichern.

# Nicht so sein können, wie man ist

Auch wenn mich die Depressionen nie ganz loslassen, sondern Teil meines Lebens sind, und auch wenn ich dir die Last nicht abnehmen kann, dass Tiefphasen im Leben dazugehören, so habe ich doch eine wirklich gute Nachricht für dich. Dank der Abgründe, die ich überwunden habe, macht mir so gut wie nichts mehr Angst. Ich wüsste nicht, was ich noch verlieren sollte. Und wenn ich das geschafft habe, dann kannst du das auch.

Denn warum trauen sich viele Menschen nicht, einfach so zu sein, wie sie sind? Aus Angst, nicht akzeptiert oder sogar zurückgewiesen zu werden. Aus Angst, von anderen verurteilt zu werden. So denken leider noch immer viele Männer, sie dürften nicht weinen. Denn sie halten Weinen für eine Schwäche. Über Generationen hinweg wurde ihnen eingeprägt, dass man Schwächen nicht zeigt. Dass die gesellschaftliche Rolle als Mann erfordert, seinen Schmerz zu unterdrücken oder mit sich selbst auszumachen. Frauen dagegen denken häufig, sie müssten ihr Äußeres verändern, um gut genug zu sein. Sei es durch den Push-up-BH, Schminke, künstliche Nägel oder gar Botox und Silikon. Ihnen wird von der Gesellschaft eingebläut, sie müssten einem bestimmten Schönheitsideal entsprechen.

Ein Ideal, das von den Kosmetikunternehmen, der Schönheitsbranche und den Medien kontinuierlich verschoben wird, um ihnen immer wieder neue Produkte und Operationen verkaufen zu können. So laufen wir in sämtlichen Lebensbereichen einem Ideal hinterher, das weder unser eigenes noch realistisch erreichbar ist. Ein Großteil der Menschen lebt so. Wir verstellen uns jeden Tag – bei der Arbeit, im Fitnessstudio, in den Sozialen Medien. Wir wollen den anderen permanent vorgaukeln, was wir doch für ein tolles Leben führen. Auch wenn es mit uns selbst so gut wie nichts zu tun hat.

Diese Angst, von anderen nicht akzeptiert zu werden, wenn ich mich so zeige, wie ich wirklich bin, fing bei mir schon als Kind an. Vieles wurde mir aufgezwungen, dabei wäre ich gern einfach nur ein Kind geblieben. Ich hätte gern darauf verzichtet, so früh Verantwortung übernehmen zu müssen. Wie zum Beispiel, zum Jugendamt zu gehen, damit unsere Familie nicht auseinandergerissen wird. Doch wir wären alle im Heim gelandet, wenn ich damals nichts unternommen hätte. Dadurch wurde es für mich selbstverständlich, nicht so zu sein, wie ich mich fühlte, sondern mich den Umständen entsprechend zu verhalten, wenn ich nicht untergehen wollte. In meiner Familie konnte ich das nicht. Da hieß es „alles oder nichts". Erst durch die Familie von meinem Freund lernte ich, dass ich nicht den Bedürfnissen anderer oder den Umständen gerecht werden muss. Dass ich mich nicht permanent verstellen und verbiegen musste, um nur ja niemandem zur Last zu fallen. Sondern, dass ich meine Bedürfnisse mitteilen kann und sie berücksichtigt werden. Dass ich wahrgenommen werde. Das kam nicht sofort.

Erst nach drei Jahren fühlte ich mich dort sicher genug, um mich wirklich fallen lassen zu können. Ich fand in ihnen Menschen, die für mich da waren. Eine Familie, die stets ein offenes Ohr für mich hatte, auch unabhängig davon, wie die Beziehung mit meinem Freund, ihrem Sohn und Bruder, lief. Auch wenn sie mir von Anfang an mit Freundlichkeit und Verständnis begegneten und beteuerten, dass sie für mich da wären, brauchte ich lange, um ihnen das auch zu glauben. Anfangs dachte ich, dass das bestimmt nur Gelaber sei, nichts, worauf ich mich verlassen konnte. Ich war misstrauisch. Denn ich hatte das so bisher nie erlebt. Ich hatte vielmehr bis dahin gelernt, dass ich nur akzeptiert wurde, wenn ich funktionierte.

Meine Großmutter war eine der wenigen Menschen in meiner Kindheit, bei der ich keine Maske aufzusetzen brauchte. Sie verzieh mir viel und sorgte für mich, so oft und so gut sie konnte, auch wenn ich fürchte, dass das zu einem großen Teil aus Schuldgefühlen heraus entstand. Meine Großeltern bewirtschafteten seinerzeit ein Hotel in Zermatt – sie arbeiteten viel und hatten wenig Zeit für ihre Kinder. Aufgrund dieser mangelnden Aufsichtsmöglichkeit kam einer ihrer Söhne bei einem Unfall ums Leben – das hat sich meine Großmutter nie verziehen. Ebenso macht sie sich für das Leid ihrer übrigen Kinder verantwortlich. Sie half aufgrund ihres Schuldgefühls aus, wo sie konnte, um eine Art Wiedergutmachung zu leisten.

Trotzdem war meine Großmutter für mich die Person, bei der ich mich geben konnte, wie ich war. Sie war immer da. Auch wenn ich sehr stark versuchte, bloß nichts Falsches zu sagen. Denn ich wusste, wie schnell sie sich selbst die Schuld für alles gab. Ich erzählte ihr also nicht genau, was bei uns zu Hause passierte. Ich schützte meine Großmutter, weil ich nicht wollte, dass sie die Schuld für all das auf sich nimmt.

Meine Freunde von damals wuchsen unter ganz anderen Umständen auf als ich. Sie hatten unterstützende Familien. Mit ihnen sprach ich fast nie darüber, was bei mir zu Hause los war. Das war ein Fehler, aber ich wusste auch nicht, wo ich anfangen sollte, weil sich unsere Lebensrealitäten so stark unterschieden. Ich befürchtete auch hier, ihre Akzeptanz oder Freundschaft zu verlieren, wenn ich mich öffnen würde und die Wahrheit über meine desaströsen Umstände erzähle.

Das Gefühl, immer vorsichtig sein und mich verstellen zu müssen, war in meiner Jugend immer präsent. Ich musste immer zuerst die Handlungen der anderen beobachten, damit ich nicht in Mitleidenschaft gezogen wurde. Das hat auch dazu geführt, dass ich mir nicht vorstellen konnte, dass es eine Familie gibt, in der man zusammenhält und einander hilft. In der man nicht nur so war, wie die Umstände es verlangten oder wie die anderen es von einem erwarteten. Ich musste erst an einen extremen Tiefpunkt kommen – das Jahr in der Klinik – damit es mir möglich war, auf meine Wünsche zu hören und mich dementsprechend zu geben und zu verhalten, wie es meinem Inneren entsprach. Um die Maske letztlich ablegen zu können.

Zu diesem Zeitpunkt fühlte ich mich einfach nur leer. Obwohl ich immer alles machte, damit die anderen zufrieden und glücklich waren. Und obwohl ich dachte, dass auch mich das erfüllt, denn ich bekam schließlich Lob und Anerkennung dafür. Zwei Monate in der Klinik vergingen, in denen ich mich einfach nur erschöpft fühlte. Als es mir nach und nach besser ging, schwor ich mir, nur noch das zu machen, was sich für mich gut anfühlt. Seitdem ist es mir egal, wer was von mir denkt.

Seitdem gehe ich nicht nur freier und unbeschwerter durchs Leben, sondern beobachte immer öfter, wie viele Menschen sich von den Erwartungen der anderen oder gesellschaftlichen Konventionen in ihrem Verhalten beeinflussen lassen. Oder besser gesagt, was sie jeweils dafür halten. Sie schränken sich ein, um bloß nicht anzuecken. Sie setzen ebenso eine Maske auf, um akzeptiert zu werden, wie ich.

Im Urlaub flogen wir kürzlich mit einer kleinen Maschine, in der man ins Cockpit schauen konnte. Ich sah, dass dort noch ein Platz frei war. Sofort verspürte ich den Wunsch, vorn mitfliegen zu können. Mein Freund wollte mir diesen Gedanken ausreden, doch ich ließ mich nicht abhalten. Ich ging nach vorn und fragte den Piloten scherzhaft, ob ich heute sein Copilot sein konnte. Er sah mich zwar zunächst komisch an, sagte dann aber: „Oh yes, of course." Mein Freund ärgerte sich darüber. Nicht darüber, dass ich vorn mitflog, sondern dass ich mal wieder aus der Reihe tanzte. Das war mir egal. Es war mir egal, was die anderen dachten.

Denn es ist nicht schlimm, einfach zu fragen.

Alles, was ich riskiert hätte, wäre ein Nein gewesen. Dann wäre ich eben auf unseren normalen Plätzen geflogen und es wäre auch gut gewesen. So lebe ich mein neues Leben nach der Depression: Ich habe gelernt, einfach ich zu sein und mit Leichtigkeit durchs Leben zu gehen. Wenn ich einen Impuls habe, folge ich ihm – egal was die anderen über mich denken. Es ist schließlich mein Leben. Wir sind nicht hier, um es anderen recht zu machen. Wir sind hier, um unser Potenzial zu entfalten. Nur wir selbst kennen unsere Intuition und unser Bauchgefühl und nur, wenn wir uns von den Urteilen, Erwartungen und Bedürfnissen der anderen befreien, können wir diesem auch folgen.

Man selbst zu sein, bedeutet auch, das zu tun, wonach einem der Sinn steht und sich nicht von anderen zurückhalten zu lassen. Auch wenn dies womöglich erst einmal Ablehnung hervorruft. Denn im Grunde sehen sie dich als jemanden, der weiß, was er will und dafür einsteht. Dein Leben selbst in die Hand zu nehmen, ist eine Entscheidung, die du für dich treffen musst. Auch ist es keine Entscheidung, die du einmal triffst, zu der du dich einmal überwinden musst und anschließend läuft es wie von selbst. Nein, du musst die Bereitschaft aufbauen, diese Entscheidung immer wieder zu treffen. Wie bei einem Muskel, den du trainierst. Geh den Impulsen nach, die du spürst und sieh, was dabei herauskommt. Es sind nur Konventionen und Ängste, die dich davon abhalten, es zu versuchen.

Wir zeigen uns nicht, wie wir sind, weil wir Angst haben, abgelehnt zu werden. Wir alle sind auf andere Menschen angewiesen und leben in einem Netzwerk aus sozialen Beziehungen. Ausgestoßen zu werden, ist eine Urangst, die jeder von uns in sich trägt. Wenn wir aber dieser Angst nachgeben, vergiftet sie unser Gefühlsleben und wir beginnen, die falschen Menschen anzuziehen. Oder wir versuchen, Menschen zu gefallen, die für uns völlig unwichtig sind, wie in den sozialen Medien. Denn wir verstellen uns für die Gunst eines fremden Publikums, aber stoßen womöglich diejenigen Menschen ab, die uns so akzeptieren, wie wir sind, da sie eine völlig andere Person wahrnehmen. Sie sehen nur das Bild, das wir nach außen präsentieren.

Manche Menschen kommen so auf die Welt und können das einfach. Andere müssen zuerst schwierige Situationen durchleben, um an diesen Punkt zu kommen. Wichtig ist deshalb nur, dass du verstehst, dass du dich frei entscheiden kannst, so zu sein, wie du bist und deiner Intuition zu folgen. Gleich hier und jetzt. Es kommt immer die Antwort auf das zu dir zurück, was du selbst ins Universum aussendest. Wenn du dich also zurückhältst und nicht zu dir stehst, wirst du die entsprechenden und ungenügenden Reaktionen darauf bekommen. Sendest du dagegen ehrlich, authentisch und offen das aus, was in dir vorgeht, und was du willst, wirst du auch darauf die passenden Antworten zurückbekommen.

Meine Angst, allein zu sein, stand mir lange im Weg, da ich stets versuchte, für die anderen zu denken, wenn sie mir wichtig waren. Das war bei meiner Großmutter so und auch anfangs bei meinem Freund. In den ersten beiden Jahren unserer Beziehung fragte ich mich immer wieder, wie ich die beste Freundin sein könnte, die er je gehabt hat. Mein Freund wurde dadurch glücklich, aber ich war nach zwei Jahren völlig am Ende und wollte mich trennen.

Ich hatte alles getan, um es ihm recht zu machen, um die perfekte Freundin für ihn zu sein. Das setzte mich unglaublich unter Druck. Denn ich vernachlässigte dadurch meine eigenen Bedürfnisse – nicht, weil er dies gewollt hätte, im Gegenteil, einfach nur, weil ich mir meine Selbstliebe nicht zugestand. Heute gebe ich mich so wie ich bin und akzeptiere, dass er so ist, wie er ist. Das ist für uns beide zwar nicht immer leicht, hat unsere Beziehung aber dennoch enorm verbessert. Wir sehen vieles völlig unterschiedlich. Er legt großen Wert auf Ordnung, ich habe meine eigene Ordnung. Er möchte am liebsten jeden Tag am gleichen Tisch im Restaurant sitzen, ich würde gern auch mal an anderen Plätzen sitzen. Er liebt Struktur und Routine, ich die Abwechslung. Aber wir finden zueinander, weil wir die Bedürfnisse des anderen akzeptieren und wissen, dass umgekehrt unsere jeweiligen Bedürfnisse akzeptiert werden, anstatt uns zu verstellen, um zu gefallen. Und vor allem, weil ich mir endlich auch meine Selbstliebe zugestehe. Dies schafft Balance, während meine vorherige Aufopferung ein Ungleichgewicht geschaffen hat, das weder für meine psychische Gesundheit noch für unsere Beziehung gut war.

Früher hatte ich zu große Verlustängste, um zu akzeptieren, dass Menschen eben kommen und gehen, mich mögen oder ablehnen und ich das nicht verhindern kann. Ich wollte von möglichst allen geliebt und von niemandem mehr verlassen werden. Doch es werden nur diejenigen Menschen in deinem Leben bleiben, die zu dir passen, wenn du offen und vertrauensvoll bist. Du kannst Menschen nicht krampfhaft bei dir halten, egal, ob du dich verstellst oder nicht.

Und die größte Chance, dafür zu sorgen, dass die Menschen bleiben, die du liebst, hast du, indem du dich zunächst selbst liebst. Denn nur wer sich selbst liebt, kann auch andere wirklich lieben.

**Meine Erkenntnis**

Aus Angst vor Ablehnung verstellen wir uns oft, um anderen zu gefallen, und zeigen nicht unser wahres Selbst. Die Freiheit, einfach so zu sein, wie wir sind, bringt uns nicht nur innere Stärke, sondern auch authentische Beziehungen und wahre Selbstliebe.

## Der Druck von außen

Leider ist es inzwischen selbstverständlich, einander etwas vorzuspielen und die sozialen Medien treiben dieses Spiel auf die Spitze. Wer dieses Spiel am besten beherrscht, wird zum Influencer.

Gerade Frauen sind in unserer Gesellschaft dem Druck eines perfekten Aussehens ausgesetzt. Auf nahezu jeder Werbetafel, in jedem Clip und jedem Post begegnet uns die Botschaft, dass wir nur glücklich, vollkommen und gesellschaftlich akzeptiert sind, wenn wir gut aussehen. Unser Aussehen bestimmt unseren Lebensstil, die Partnerwahl oder Jobmöglichkeiten. Es erscheint völlig normal, nach einem „perfekten" Körper zu streben, sich die Lippen machen zu lassen und Extensions zu tragen. Kaum eine Influencerin in den sozialen Medien trägt ihre eigenen Haare, es herrscht ein regelrechter Extensions-Zwang. Nicht wenige Influencerinnen versprechen und zeigen die perfekte Ernährung, aber kaum jemand weiß, dass sie sich heimlich Fett absaugen lassen, um jetzt so dünn zu sein. Genauso sehen wir auch nicht, ob die Markentasche, die im Video auftaucht, echt ist oder fake, ob sie selbst gekauft ist oder vom OnlyFans-Verehrer gesponsert wurde. Öfter als gedacht sind sie fake, gesponsert oder waren Geschenke, weil sich die meisten kleineren Influencer das Original gar nicht leisten könnten. Denn viele Influencerinnen sind in Wirklichkeit ganz normale Frauen, deren Job oder Leben nicht halb so glänzend ist, wie es auf den Bildern scheint. Trotzdem fallen wir alle auf das

Image herein, das sie auf Social Media präsentieren.

Mir selbst ging das nicht anders. Ich habe lange gebraucht, bis ich das verstanden habe. Und so war auch ich selbst eine Zeit Teil davon. Als ich 19 Jahre alt war, habe ich mir beispielsweise die Lippen aufspritzen lassen. Im Vergleich zu anderen zwar nur ein bisschen – es sah immer noch natürlich aus – aber der Grundstein war damit gelegt. Denn auch ich wollte um jeden Preis schön sein. Ich ließ mir Extensions machen, die Nägel verlängern und die Brüste verkleinern. Das erste Mal mit 20. Diese Operation misslang völlig und mit 23 folgte eine weitere OP. Dieses dringende Verlangen nach Perfektion bringt uns dazu, uns und unser eigenes Leben ständig mit anderen und ihrem Leben zu vergleichen. Daran verzweifeln wir, das weiß ich selbst nur zu gut. Zudem riskieren wir damit nicht nur unsere mentale Gesundheit, sondern mit chemischen Produkten und operativen Eingriffen auch unsere körperliche.

Der Kauf dieser fragwürdigen und häufig auch schädlichen Produkte und Eingriffe wird uns tagtäglich von den Influencerinnen und Influencern verkauft, denn durch die Placements solcher Angebote verdienen sie Geld. Das Perfide daran: Je höher die Marge des Anbieters ist, desto mehr kann er der Influencerin zahlen. Doch je höher die Marge, desto schädlicher ist auch das Produkt potenziell – denn für eine hohe Marge wird gerne an der Qualität gespart. Irgendwie müssen sich die Produkte ja rentieren.

Je mehr Beauty- und Fashion-Kanälen wir auf Social Media folgen, desto stärker setzen wir uns dem Druck solcher Vergleiche aus und desto eher fallen wir auf fragwürdige Produkte und Praktiken herein. Warum tun wir uns das an? Ich finde es inzwischen völlig daneben, wenn Influencer Werbung für Kleidungsmarken, Kosmetikprodukte oder körperliche Veränderungen machen. Denn mittlerweile tragen selbst Dreizehnjährige Fendi-Taschen, falsche Haare und potenziell schädliche Kosmetikprodukte – weil es scheinbar alle anderen auch tun und sie es so vorgelebt bekommen. Weil es vermeintlich dazugehört und auch sie dazugehören wollen. Sie sparen sich das vom Taschengeld zusammen und verzichten dafür auf alles andere. Ich finde das schockierend. Denn sie haben davon nichts für ihr eigenes Leben, im Gegenteil. Sie geben ihr Geld dafür aus, mithalten zu müssen, und das mit Markenartikeln, die völlig unwichtig sind, weil sie ihnen außer einer Statusaufwertung nichts geben. Und selbst diese Statusaufwertung ist eine Illusion, wenn wir ehrlich zu uns sind. Wir sind ja nicht schöner, besser oder eleganter, nur weil wir Marken tragen. Erst recht werden wir es nicht, wenn wir mit schädlichen Produkten oder körperlichen Eingriffen unserer Gesundheit nachhaltig schaden.

Solche sinnlosen Trends sind mir in verschiedenen Zusammenhängen begegnet. Als ich auf der New York Fashion Week lief, war es angesagt, als große Frau zu kleine Schuhe zu tragen. Normalerweise tragen große Frauen bei einer Größe von 1,80 m ungefähr Schuhgröße 41. Ich bin 1,77 m und trage Schuhgröße 38, was ohnehin relativ klein ist. Auf der Fashion Week trugen jedoch alle auffallend kleine Schuhe und auch ich musste in Schuhen in Größe 37 auflaufen. Das tat nicht nur richtig weh, sondern erschwerte mir das Schaulaufen ungemein. Trotzdem tat ich es. Heute frage ich mich, warum. Oder für wen? Denn mir selbst brachte das keine Freude und doch wollte ich es anfangs unbedingt, weil ich dachte, das würde mich glücklich machen. Ich wollte es anderen recht machen und vergaß dabei mich selbst. Das setzte mir extrem zu. Ich lief schlecht auf dem Laufsteg. Deshalb bekam ich ein Training mit Coaches aus Moskau, die mich ständig nur anschrien. Ich war völlig fertig. Auch hier frage ich mich wieder: Wofür? Wofür machte ich das? Aber das war noch nicht alles. Das Erschreckendste auf der Fashion Week war, dass ein paar der Models dort wirklich Watte aßen. Watte quillt im Bauch auf und nimmt das Hungergefühl. Die Models waren nicht nur schlank, einige von ihnen waren ungesund mager. Ich habe mir also in meiner jungen Naivität und unter dem starken Leistungsdruck überlegt, ob ich nicht auch Watte essen sollte. Denn ich wollte schließlich genauso mithalten und wenn alle anderen es taten, warum ich nicht auch? Zum Glück habe ich das gelassen.

Lange Zeit war ich selbst diejenige, die mir am meisten Druck bereitete. Nicht nur beim Modeln, sondern in allen Lebensbereichen. So zum Beispiel auch auf meiner Arbeit. Ich wollte immer die Beste sein. Wenn jemand zu mir sagte, etwas geht nicht, war das ein Ansporn für mich, es ihm erst recht zu zeigen. Ich wollte allen beweisen, dass ich schaffe, was andere nicht schaffen, mehr und besser abliefern kann. Drei Jahre im Finanzvertrieb hat es gedauert, bis ich feststellte, dass ich für andere ersetzbar bin. Damals begann die Phase, in der es psychisch stark bergab ging. Niemand interessierte sich dafür. Als ich keine Power mehr hatte, kam ein Neuer, der richtig Gas gab, so wie ich am Anfang. Und irgendwann war auch er oder sie genauso ausgebrannt. In dieser Zeit erfuhr ich auf die harte Tour, dass jeder ersetzbar ist.

Gleichzeitig erkannte ich aber auch, wie elementar mein Bauchgefühl für meine Zufriedenheit ist. Wenn du auf dich hörst und spürst, was in dir los ist, wird dir sämtlicher Druck von außen nichts anhaben können. Du weißt meist genau, wenn etwas nicht gut läuft, denn es fühlt sich auch nicht gut an. Doch wir ignorieren solche Gefühle häufig, um uns nicht mit den Zweifeln auseinandersetzen zu müssen, anstatt unserem Gefühl Raum zu geben. Unseren Impulsen Raum zu geben und ihnen zu folgen. Dazu brauchst du keine andere Person, die versucht, dir etwas einzureden. Das gilt auch für Dinge, die aus der Sicht von anderen vielleicht Sinn ergeben. Für dich selbst muss das aber noch lange nicht so sein. Es ist wichtig, das zu erkennen und auch dazu zu stehen.

Wäge also ab, ob etwas aus dir herauskommt oder ob es etwas ist, das von jemand anderem kommt und dir übergestülpt wurde. Es ist völlig in Ordnung, wenn andere Menschen eine andere Meinung haben. Druck baut sich erst auf, wenn du das Gefühl hast, dass du dieser Meinung entsprechen musst, obwohl es eigentlich nicht das ist, was du selbst willst. Ob es um eine Tasche oder eine Uhr geht, die du auf Instagram siehst, oder ob es um eine Ausbildung geht, die du eigentlich gar nicht machen willst, von der aber alle sagen: „Das ist etwas Sicheres." Du darfst niemals das Bedürfnis anderer zu deinem eigenen Bedürfnis machen. Sondern das Leben und dem folgen, was dich selbst erfüllt. Das gilt auch für gut gemeinte, aber ungebetene Ratschläge. Über diese musst du dich weder ärgern noch müssen sie dich von deiner Linie abbringen. Freu dich darüber, dass du dieser Person wichtig genug bist, dass sie sich Gedanken zu dir macht. Das heißt aber noch lange nicht, dass du diesen Ratschlag annehmen musst, wenn er nicht gut für dich ist. Was gut für dich ist und was nicht, was sich gut anfühlt und was nicht, das weißt nur du selbst. Du gehst deinen Weg, nicht den von jemand anderem.

**Meine Erkenntnis**

Der Druck von außen, sei es durch soziale Medien, gesellschaftliche Erwartungen oder berufliche Leistungsansprüche, kann uns dazu bringen, uns selbst zu verlieren und ungesunde Entscheidungen zu treffen. Lerne, auf dein Bauchgefühl zu hören und deine eigenen Bedürfnisse und Wünsche zu respektieren.

# Wie ich die anderen glücklich gemacht habe und selbst unglücklich geworden bin

Wenn ich mich an den Punkt zurückerinnere, ab dem ich die Meinung und das Glück von anderen über mein eigenes Glück gestellt habe, lande ich bei der Zeit, in der ich mich für einen Beruf entscheiden musste. Ich selbst wäre gern Friseurin oder Floristin geworden. Aber ich ließ mir einreden, dass man in diesen Berufen nicht viel verdienen kann, auch wenn ich das heute für totalen Unsinn halte. Wenn du kreativ bist und ein gutes Konzept entwickelst, kannst du auch davon gut leben. Aber mein Cousin – der damals auf uns Kinder aufpasste, als meine Mutter in der Klinik war, zog es vor, dass ich die französische Wirtschaftsschule abschließe. Eine Schule mit Prestige, mit einem Abschluss, der etwas wert ist.

Mein Cousin war zwar dominant, aber gleichzeitig eine Vertrauensperson für mich – immerhin war durch ihn meine Familie zusammengeblieben. Daher wollte ich ihm wohl meine Dankbarkeit zeigen, indem ich seinen Erwartungen entsprach. In dieser Zeit holte er mich eines Nachmittags mit dem Auto ab und fuhr mit mir zu einem Friseur – oder wie wir in der Schweiz sagen einem Coiffeursalon. Ich kann mich heute noch an den Namen erinnern, er hieß Coiffeur Vreni. Alles sah ziemlich altmodisch aus. Hinter der großen Scheibe im Salon stand eine alte Frau, die den Boden wischte.

Mein Cousin fragte mich: „Willst du wirklich so enden?“ Das wollte ich natürlich nicht. Noch weniger wollte ich aber die Wirtschaftsschule auf Französisch machen. Ich konnte kein Französisch. Trotzdem habe ich sie ihm zuliebe abgeschlossen, nur eben gegen meinen Willen. Der Grund war eigentlich nur, dass ich ihn stolz machen wollte. Das erreichte ich und er erzählte jedem, der es wissen wollte, dass ich auf diese Schule gehe. Tatsächlich war ich aber unglücklich und unvorstellbar schlecht in der Schule.

Als ich schließlich zu meinem Freund zog, wollte ich die Schule abbrechen. Doch wussten seine Eltern, dass ich einen gewissen Druck brauchte und dass ich die Schule ohne diesen Druck nicht zu Ende bringen würde. Deshalb entschieden sie, dass ich nicht mehr bei ihnen wohnen dürfe, wenn ich die Schule aufgab. Ich bin heute sicher, dass sie trotzdem erlaubt hätten, dass ich dort wohnte, aber es war ihre Art, mich zu unterstützen und mir zusätzlichen Ansporn zu geben. Alle meinten es nur gut mit mir und wollten mich davor bewahren, meine Zukunft wegzuwerfen.

Doch ich litt und rutschte immer tiefer in die Depression. Es ging mir eigentlich auch gar nicht darum, die Schule generell zu schmeißen – speziell auf diese Schule wollte ich eben nur nicht länger gehen. Das ist damals aber wahrscheinlich in der Kommunikation untergegangen. Auch war ich nicht in der Lage, meine Depression zu artikulieren, da ich mir über ihr Ausmaß selbst nicht bewusst war. So wurde alles nur noch schlimmer und niemand konnte zu mir durchdringen oder mir helfen. Denn ich gab ihnen gar nicht die Chance. Ich war ja nicht einmal in der Lage, meine wahren Bedürfnisse und meine tiefe Traurigkeit zu kommunizieren. Mein letztes Jahr an der Wirtschaftsschule war schließlich nur noch mühsam. Ich hatte Probleme mit allen Lehrern und die Lerninhalte interessierten mich nicht länger, da ich mich für rein gar nichts mehr begeistern konnte. Ich wollte diese Phase nur noch durchstehen. Würde mich heute jemand nach etwas von dem fragen, was ich damals gelernt habe, könnte ich nichts davon wiedergeben. Ich weiß nicht einmal, wie ich die Schule überhaupt bestanden habe.

Es anderen recht machen zu wollen und uns dabei selbst zu vernachlässigen, ist ein Muster, das in großen und kleinen Zusammenhängen stattfinden kann. Jeder kennt Situationen, in denen wir uns zu etwas überreden lassen, obwohl wir überhaupt keine Lust darauf haben, nur um den anderen einen Gefallen zu tun oder weil wir sie nicht enttäuschen wollen. Wenn ich vorschnell einem Treffen zusage, obwohl mein Terminkalender schon voll ist oder ich eher Zeit für mich bräuchte, löst das richtig viel Stress in mir aus. Es fühlt sich einfach nicht richtig an. Bei mir treten in solchen Momenten körperliche Symptome wie Bauchweh oder ein Kratzen im Hals auf. Erst, wenn ich dann absage, ist alles wieder in Ordnung. Die körperlichen Symptome verschwinden, als wäre nichts gewesen. Wir spüren immer, ob etwas für uns passt oder nicht. Unser Körper schenkt uns diese Signale – wir müssen nur lernen, darauf zu hören. Ich konnte das damals noch nicht. Die Signale waren da, aber ich konnte sie nicht deuten.

Wenn wir uns anderen unterordnen und Dinge für sie tun, die sich für uns selbst schlecht anfühlen, macht uns das schrittweise krank. Bei mir verschlimmerte es die Depression, die ohnehin schon in mir wütete. Ich habe mich für diese Schule entschieden, obwohl es sich falsch anfühlte. Jederzeit hätte ich sagen können: „Es reicht, stopp. Bis hierher und nicht weiter." Stattdessen machte ich weiter bis zum Ende, den anderen zuliebe.

Wenn wir dagegen in die Natur schauen, stellen wir fest: Viele Dinge in der Natur sind einfach da, ohne dass sie einen Zweck oder eine Erwartung erfüllen wollen. Ich war seit meiner Kindheit oft in Zermatt und sah immer gerne auf das Matterhorn. Dieser Berg, der einfach nur ist und sich kaum verändert, ganz egal, ob Schnee auf ihm liegt oder nicht, ist für mich ein Symbol dafür, dass man einfach nur sein muss. Unser Inneres, unser Selbst muss einfach nur sein, ohne irgendetwas beweisen zu müssen. Ein Berg muss niemandem etwas beweisen, er ist einfach. Mit all seinen Ecken und Kanten. Genauso wie wir Ecken und Kanten haben, die zu unserer Persönlichkeit gehören.

Wenn wir unsere Ecken und Kanten schleifen, weil andere das von uns erwarten, sorgen wir dafür, dass wir unglücklich werden. Gleichzeitig nehmen wir den Menschen die Möglichkeit, uns wirklich kennenzulernen, da wir unsere Besonderheiten und Eigenarten gar nicht erst zeigen. Auch besteht natürlich das reale Risiko, dass wir von einzelnen für unsere Ecken und Kanten abgelehnt werden. Genauso wie manche Menschen eben keine Berge mögen. Ein Berg versucht nur gar nicht erst, jemandem zu gefallen, der keine Berge mag. Das heißt im Umkehrschluss, ich muss nicht versuchen, denjenigen zu gefallen, denen ich sowieso nie gefallen werde. Wenn du Akzeptanz von solchen Menschen suchst, die dir diese Akzeptanz und Anerkennung nie geben werden, begibst du dich in eine toxische Abhängigkeit. Denn wer dich nur dann akzeptiert, wenn du dich verstellst, wird dich nie richtig kennenlernen und nie wissen, wer du wirklich bist. Dadurch kann die andere Person sich auch überhaupt nicht für das interessieren, was du bist, sondern nur für das, was du zeigst oder darstellst.

Jedes Mal, wenn du jemandem ein Ja gibst, das du nicht ehrlich meinst, hast du dich selbst verneint. Das kannst du gelegentlich so machen, wenn dir der andere wichtig genug ist. Wenn du es dir aber zur Gewohnheit machst, gegen dich selbst zu handeln, wirst du dich immer unglücklicher fühlen. Und irgendwann holt es dich ein. Dabei wissen wir es selbst doch eigentlich besser. Denn oft haben wir körperliche Symptome, wenn wir uns mit einer Entscheidung nicht wohlfühlen. Bei mir sind es die Bauchschmerzen oder das Kratzen im Hals. Bei dir ist es vielleicht ein anderes Gefühl. Diese Gefühle äußern sich in den Regionen, wo in der Hinduistischen und Buddhistischen Weisheit die sogenannten Chakren, sitzen. Das sind Punkte im Körper, an denen sich Energieströme innerhalb des Körpers kreuzen. Diese Punkte sitzen im Unterleib, im Bauch, beim Solarplexus, in der Brust, im Hals und im Kopf. Was sich bei mir also als Bauchschmerzen oder Halskratzen äußert, kann sich bei anderen auch als Kopfweh, Unterleibsschmerzen oder ein Druckgefühl auf der Brust bemerkbar machen. Was sich dabei bemerkbar macht, ist gewissermaßen eine Beklommenheit, das Gefühl, etwas zu tun, das nicht gut für uns ist. Beziehungsweise, dies eben zu unterlassen.

Lerne stattdessen, wieder auf diese körperlichen Reaktionen zu achten und sie auch ernst zu nehmen. Auch wenn es sich nicht unbedingt rational begründen lässt, warum sich etwas nicht richtig anfühlt, weißt du es intuitiv. Denn unser Unterbewusstsein weiß häufig, was wir rational noch nicht erklären können.

Die meisten Menschen orientieren sich sehr an dem, was rational oder „vernünftig“ zu sein scheint, aber überhören ihr Körpergefühl. Dabei ist das Körpergefühl der Logik oder Vernunft meistens weit voraus. Wir müssen nur lernen, darauf zu hören und es in unsere Entscheidungen zu integrieren. Wir alle haben diese Fähigkeit von Geburt an, allerdings verlernen wir sie. Denn wir denken, wir schulden anderen etwas oder wollen sie beeindrucken, um uns weiterhin ihre Zuneigung zu sichern, und ignorieren dabei unsere innere Stimme. Und je öfter wir nicht darauf hören, desto undeutlicher wird sie und desto schwieriger wird es, sie wiederzuerkennen. Wir müssen teilweise also erst wieder lernen:

1. Wenn sich etwas nicht richtig anfühlt,
   dann ist es nicht richtig.

Und umgekehrt:

2. Wenn es sich richtig anfühlt,
   ist es vermutlich richtig,
   auch wenn es zunächst unlogisch erscheint.

Egal in welche Richtung: Je mehr wir auf unsere Körpersignale hören, desto besser werden die Entscheidungen, die wir treffen. Hätte ich das früher gelernt, wäre ich niemals so tief gefallen, wie ich gefallen bin.

**Meine Erkenntnis**

Wenn wir uns häufig in Situationen begeben, in denen wir gegen unser Bauchgefühl handeln, unterdrücken wir unsere wahre Persönlichkeit. Wir sollten daran denken, dass unser Inneres so sein darf wie ein Berg in der Natur – einfach und authentisch. Wenn wir auf unsere innere Stimme hören und unsere körperlichen Signale ernst nehmen, treffen wir klarere Entscheidungen und finden echtes Glück.

# Die Leere von Konsum

Was bedeutet Konsum eigentlich? Wenn wir konsumieren, verbrauchen wir Dinge. Nun ist es so, dass verbrauchte Dinge, wenn sie einmal konsumiert sind, entweder aufgebraucht, wertlos oder eben leer sind. Beim Essen und Trinken sowie anderen lebenswichtigen Dingen ist das einleuchtend. Aber auch bei Artikeln, die nicht unbedingt lebensnotwendig sind, die wir aber trotzdem konsumieren, entsteht dieser Effekt. Sie befriedigen uns im Moment ihres Konsums, also ihres Gebrauchs, kurzzeitig. Wollen wir diese Befriedigung aber immer wieder erfahren, bringt uns das Erworbene meist wenig und wir müssen etwas Neues finden, im Idealfall etwas noch „Besseres“. Diese Befriedigung fühlt sich an wie das Befüllen eines Tanks, nach dem Verbrauch oder dem Kauf bleiben wir jedoch leer zurück. Das ist der Grund, warum Konsum Leere in uns auslöst.

Wenn ich persönlich an Konsum denke, kommt mir als erstes Social Media in den Sinn. Denn auch das Scrollen durch unseren Feed ist eine Form von Konsum und lässt uns doch leer zurück. In meiner Jugend verbrachte ich phasenweise jeden Tag mehrere Stunden auf Social Media. Ich dachte, immer noch mehr Likes zu brauchen, und wollte, dass die anderen mich möglichst cool finden. Es war mir wichtig, 700, 800 oder 900 Likes von Menschen zu bekommen, die überhaupt nichts mit mir zu tun haben. Das war ein gutes Gefühl. Einen kurzen Moment lang. Denn das ist es, was Konsum ausmacht. Für einen kleinen Augenblick gibt es uns ein gutes Gefühl, eine Art Kick oder Bestätigung, wenn wir etwas kaufen. Aber nachdem wir es besitzen oder genutzt haben, wird es uninteressant.

Die Leere kommt zurück. Nun brauchen wir den nächsten Kick. Das ist ein Mechanismus, der uns in einen Kreislauf zieht, in dem wir ständig neue Klamotten, Taschen, Uhren, Smartphones, Kopfhörer, Lippenstifte oder was auch immer kaufen, die wir im Grunde nicht (zwingend) brauchen. Im schlimmsten Fall kann Konsum sogar krankhaft werden, wenn es nur noch darum geht, diese Leere zu füllen. Du kaufst ein, um dich besser zu fühlen. Oder wir kaufen etwas, weil Social Media uns einredet, dass wir diese Uhr, diese Tasche, diese Schuhe, dieses Auto oder dieses Smartphone brauchen – obwohl wir auch ohne ganz gut klarkommen. Wir sehen all diese Menschen in den sozialen Medien, die glücklich wirken, weil sie diese Dinge besitzen.

Natürlich wollen wir auch glücklich sein, also kaufen wir und verspüren dadurch diesen kurzen Glücksmoment. Dieser kurze Moment nach dem Kauf, in dem wir Glückshormone ausstoßen, wirkt wie eine Droge. Sobald aber dieses Glücksgefühl abgeklungen ist, wollen wir es mit aller Macht wiederherstellen. Vielleicht hält das Glücksgefühl nach dem Kauf sogar eine kurze Weile an. Aber meistens ist es sehr schnell wieder Vergangenheit. Also konsumieren wir noch mehr. Angeheizt durch Social Media, die dieses Glück mit Bildern und Videos von glücklichen Kunden und Kundinnen befeuern. Aber die Realität ist eine andere. In der Realität sind Menschen längst nicht so perfekt wie auf Social Media.

Ich bin damals selbst darauf hereingefallen. Ich verdiente schon früh ein überdurchschnittlich hohes Einkommen. Trotzdem habe ich es geschafft, über ein Jahr lang am Monatsende kein Geld mehr zu haben. Denn ich habe 80 Prozent von meinem Geld für Luxusartikel ausgegeben, die ich überhaupt nicht brauchte. Anschließend kam die Leere zurück und Reue dazu. Ich fragte mich oft, warum ich das überhaupt gemacht hatte, so viel Geld auszugeben, für irgendein Kleidungsstück oder eine Uhr. Bis dann der nächste Kauf kam und mit ihm wieder ein kurzer Glücksmoment, der genauso schnell wie er gekommen war, auch wieder verflog.

In diese Konsumphase fiel ich nicht von jetzt auf gleich, sondern rutschte da allmählich rein. Als ich anfing, gut zu verdienen, traf ich noch bewusste Entscheidungen, um mein Geld zu investieren. Dann aber kam der Punkt, an dem ich dachte, gut, jetzt habe ich so viel investiert, dass ich nicht länger sparen muss. Denn man lebt nur einmal und kann sowieso nichts davon mit ins Grab nehmen. Ich begann, immer mehr Geld auszugeben, rutschte in diese Konsumsucht und wurde unvernünftig. Zum Glück bemerkte das damals mein Freund und rechnete mir vor, wie viel Geld ich durch meine Käufe in den Sand gesetzt habe. Erst da wurde mir das Ausmaß meines Konsumwahns so richtig bewusst. Diese Dinge zu kaufen, ist völlig unnötig. Es ist so viel besser und befriedigender, das Geld dann zur Verfügung zu haben, wenn man es braucht. Man weiß nie, wann dieser Tag einmal kommt. Daher ist es wichtig, langfristig zu denken.

Frage dich selbst einmal:

1. Wie fühlst du dich, nachdem du etwas gekauft hast, was du gerade noch so unbedingt kaufen wolltest?
2. Hast du es wirklich gewollt und kannst du es überhaupt gebrauchen?
3. Erleichtert es dir womöglich das Leben und bleibt dir längere Zeit erhalten?

Natürlich ist es in solchen oder ähnlichen Fällen absolut in Ordnung, dein Geld dafür auszugeben. Aber wenn danach die Leere zurückkommt und du feststellst, dass dir der Kauf an sich gar nicht wirklich wichtig ist, oder du es kaum benutzt, hast du nur versucht, die Leere in dir zu füllen. Das Problem ist, dass diese Leere sich so nicht füllen lässt und sofort wieder zurückkommt.

**Meine Erkenntnis**

Konsum verspricht kurzfristige Befriedigung, hinterlässt langfristig jedoch nur Leere, wenn wir Dinge kaufen, die wir nicht wirklich brauchen oder wollen.

## Mithalten müssen

So wie Konsum prägen auch Äußerlichkeiten unsere Welt. Deshalb versucht so gut wie jeder von uns, sich nach außen so zu präsentieren, dass er das Bild vermittelt, das die anderen von ihm haben sollen. Wir wollen, dass die anderen nur unsere beste Seite sehen. Die Art, wie wir uns kleiden, unsere Accessoires, unsere Schuhe, sind ein Statement.

Menschen werden anhand dieser Äußerlichkeiten eingeschätzt: Trägt sie eine Tasche von Michael Kors? – Dann hat sie sicher nicht so viel Geld. Besitzt sie eine Tasche von Hermes? – Oh, dann hat sie wahrscheinlich viel Geld. Solche Reaktionen ordnen und klassifizieren Menschen anhand von Äußerlichkeiten. Je nach Umfeld oder beruflicher Branche, in der wir uns bewegen, beginnen wir selbst, auf solche Äußerlichkeiten Wert zu legen. Schließlich wollen wir den anderen zeigen, dass wir es zu etwas gebracht haben, und am Ende definieren wir uns selbst über diese Dinge.

Das gilt nicht nur für Materielles, sondern auch für alles, womit wir unsere Freizeit füllen, die Events, die wir erleben, und die Orte, die wir besuchen. Alles ist immer MEGA. Wir spielen anderen vor, dass es uns gut geht, weil alles bei uns so perfekt sei. Wenn ich einige meiner Bekannten frage, wie es läuft, erzählen sie mir, dass alles „mega gut“ ist. Dabei läuft es gerade alles andere als gut für sie. Nur würden sie das nie erzählen, sondern lügen mir lieber was vor. Oder aber sie stellen sich und ihr Leben größer dar, als es ist.

Dabei belügen sie nicht nur ihr Gegenüber, sondern auch sich selbst. Denn wer zu anderen nicht ehrlich sein kann, ist es meist auch nicht zu sich selbst. Es wird eine Illusion erschaffen, die sie immer weiter in die Leere führt. Ich rede hier aus Erfahrung, denn bis zu meinem absoluten Tiefpunkt war ich selbst genauso. Dieses Verhalten offenbart drei Probleme:

1. Menschen, die so handeln, können nicht zu sich selbst stehen. Dass sie sich genötigt fühlen, sich und ihr Leben schönzureden oder aufzuhübschen, um diese falsche Anerkennung zu bekommen, die aus der Lüge resultiert. Das ist nicht gesund.

2. Sie bauen sich dadurch selbst gegenüber Druck auf. Denn natürlich wissen sie, dass sie dieser Person nicht entsprechen, die sie mir und anderen vorspielen. Trotzdem sind sie bereit, diese Illusion zu erzeugen, um mithalten zu können. Denn wer mithalten kann, bei dem ist alles in Ordnung und es gibt keine Probleme, denen sie sich stellen müssten. Das Verlangen, mithalten zu können, ist also auch eine Art der Verdrängung der Realität und der Probleme, die in dieser vorhanden sind.

3. Wer andere (und sich selbst) belügt und damit eine falsche Realität inszeniert, der gibt sich gar nicht die Chance, Hilfe zu bekommen. Wenn ich damals ehrlich zu mir selbst und meinem Umfeld gewesen wäre und nicht versucht hätte, es allen recht zu machen, dann wäre ich niemals so tief gefallen. Denn ich hätte viel früher Hilfe bekommen.

## Die Sucht nach Anerkennung

So kann auch dieses Streben nach Anerkennung zur Sucht werden, auch bekannt als Geltungs-Sucht. Und wäre es keine Sucht, könntest du einfach damit aufhören, anderen etwas vorzuspielen und größer, besser, wohlhabender sein zu wollen. Wenn du diese sowieso schon teure Uhr, die du dir gerade gekauft hast, vor deinen Freunden noch teurer machst, um damit anzugeben, ist das Geltungssucht.

Social Media befeuert diese Sucht nach Anerkennung ebenso wie die Konsumgeilheit, um die Leere zu füllen. Influencer zeigen uns ein Leben, das es überhaupt nicht gibt. Denn es gibt keinen Influencer, dessen Leben wirklich so erfolgreich und perfekt ist, wie es seine Posts scheinen lassen. Sämtliche Posts sind eine Inszenierung. Wenn wir Influencer in Luxushotels sehen, haben sie sich da häufig nicht einmal eingemietet. Vielmehr stellen die Hotels den Influencern die Luxus-Suite für jeweils eine Stunde zur Verfügung, um ihren Content zu inszenieren. Was die Follower auf Instagram aber sehen, ist der Influencer, der in diesem Hotel posiert. Davon profitieren zwar das Hotel und der Influencer, aber die Nutzer, die sich das ansehen, verlieren. Obwohl nichts davon echt ist, provoziert es doch das Bedürfnis, ähnliches auch zu erleben. Es weckt Begehren und damit auch das Verlangen oder den Druck, mithalten zu können und sich auch eine Luxus-Suite leisten zu können. Es wäre nicht problematisch, solche Posts als die Werbung zu betrachten, die sie sind. Aber leider hat Social Media eine andere

Wirkung und gaukelt uns durch den Kontext vor, dass es sich um echte Menschen, echte Ereignisse, echte Erlebnisse und echten Erfolg handelt.

Natürlich sehen wir auch immer wieder etwas, das uns begeistert oder inspiriert und das wir entsprechend verfolgen. Doch es gibt einen Unterschied zwischen dem Versuch, anderen etwas vorzumachen, und dem echten Wunsch, etwas erreichen zu wollen. Denn all das bedeutet nicht, dass du diese Ambitionen nicht haben sollst, etwas zu sein oder zu haben, dass im Moment noch nicht deine Realität ist. Es spricht nichts dagegen, zu träumen. Nur solltest du nicht so tun, als ob du schon da wärst, wenn du es noch gar nicht bist. Das alles ist ein Prozess, eine Entwicklung. Du darfst und solltest dir Zeit und Raum nehmen, diese Entwicklung zu durchleben und voranzutreiben. Präsentiere dich nur nicht als vollkommen und total MEGA, wenn du jetzt gerade noch am Anfang stehst. Steh stattdessen zu dir und deiner Unvollkommenheit, statt dir eine Scheinwelt aufzubauen. Denn wenn du die Scheinwelt nach außen lebst, wirkt sie sich auch nach innen aus. Du verhinderst dadurch, dich weiterzuentwickeln und stehst damit deinem eigentlichen Ziel im Weg.

Vor allem schadet es aber deiner mentalen Gesundheit. Auch wenn du anderen etwas vorspielst, weißt du dennoch genau, wie die Realität aussieht. Du fühlst dich durch die Show schlecht, minderwertig oder nicht wert, zu den Kreisen zu gehören, zu denen du gern gehören würdest. Du schämst dich insgeheim. Dafür, dass du etwas erzählst, das nicht stimmt. Dafür, dass eigentlich ganz andere Umstände deine Realität bestimmen. Das zieht dich zwangsweise runter. Hinzu kommt die Angst, dass andere herausfinden könnten, dass nicht stimmt, was du erzählst. Du musst dir über eins im Klaren sein: Die Leute, die du beeindrucken willst, kannst du auf diese Art sowieso nicht beeindrucken. Denn diese Leute merken das. Sie merken, dass du etwas inszenierst und ihnen etwas vorspielst. Du erreichst das Gegenteil von dem, was du erreichen wolltest. Du stößt diese Leute ab, weil sie erkennen, dass das, was du sagst oder tust, nicht ehrlich ist. Und die Leute, die du auf diese Art beeindrucken kannst, sind meist Leute, die selbst so vorgehen und sich selbst blenden – Menschen, auf die es dir sowieso nicht ankommt.

Ich weiß, wie schwierig es ist, sich nicht auf diese Selbstblendung einzulassen und sich dem Druck, mithalten zu müssen, zu widersetzen. Schließlich habe ich mich diesem Druck mehr als einmal ausgesetzt: Ich ließ mir die Lippen aufspritzen, die Brüste verkleinern, trug Extensions sowie falsche Wimpern und stylte mich so, wie die Modelabels es mir sagten oder wie der Trend gerade war. Mit 20 Jahren hatte ich bereits mehr als einen operativen Eingriff hinter mir. Doch nichts davon konnte verhindern, dass ich meinen Depressionen zum Opfer fiel, und nichts bewirkte, dass ich mich tatsächlich besser fühlte. Im Gegenteil, es trug zu meiner Abwärtsspirale bei. Mein Körpergefühl war trotz der aufwendigen Eingriffe und trotz des teils stundenlangen Stylings, das aus mir eine andere Person zu machen schien, dasselbe.

Ich sah nach außen hin perfekt aus, war aber innen todunglücklich. Ich verwandelte mich äußerlich, um mithalten zu können, aber blieb innerlich dieselbe. Ich war trotzdem unsicher und unzufrieden, verlor meinen Halt und stürzte schließlich ab. Weil ich nicht genug kriegen konnte, weil die anderen stets besser gestylt zu sein schienen oder weil ihnen alles besser zu gelingen schien und ich immer nur versuchte, mitzuhalten, anstatt auf mich und mein Körpergefühl zu hören. Das Makabere daran: Es geht vielen jungen Frauen so, die auf dem Laufsteg, in den Medien oder auf Social Media perfekt wirken. Sie alle versuchen, mitzuhalten – auf Kosten ihres Körpergefühls und ihrer mentalen Gesundheit.

**Meine Erkenntnis**

Das Streben nach Anerkennung und der Drang, mit anderen mithalten zu wollen, schaffen eine Illusion, die uns nicht nur von der Realität entfremdet, sondern auch unsere mentale Gesundheit beeinträchtigt. Statt uns in eine Scheinwelt zu flüchten, sollten wir zu unserer Unvollkommenheit stehen und den Prozess der Selbstentwicklung akzeptieren, ohne uns zu verstellen. Denn wahre Anerkennung beginnt bei uns selbst.

## Jeder hat mal diese Down-Phase

Wir alle sind mal schlapp, traurig oder deprimiert. Fühlen uns leer und kraftlos. Drehen uns mit den eigenen Gedanken im Kreis. Eine solche Down-Phase ist also völlig normal. Eine Phase, in der nichts mehr einen Sinn ergibt, vor allem dann, wenn wir uns schon länger unzufrieden fühlen. Oft bemerken wir diese Unzufriedenheit in uns zunächst nicht bewusst oder erst im Nachhinein, nämlich dann, wenn es wirklich schlimm ist. Wir neigen in solchen Momenten dazu, alles zu relativieren, um uns selbst zu beschwichtigen. So schlecht geht es uns ja gar nicht. Und genau das ist gefährlich. Denn wenn wir unsere Warnsignale ignorieren, verpassen wir die Chance, frühzeitig zu erkennen, dass wir etwas ändern müssen. Wir akzeptieren nicht, dass es uns nicht gut geht, und gehen nicht die notwendigen Schritte, um dies zu ändern. Zu Beginn einer Down-Phase ist es noch relativ einfach, die Notbremse zu ziehen. Wenn aber dann aus der Unzufriedenheit und dem Down-Sein erst einmal eine echte Depression geworden ist, ist es alles andere als einfach, da wieder herauszukommen.

Wenn du dich unglücklich fühlst, solltest du das ernst nehmen. Statt zu relativieren und das ungute Gefühl in dir zu übergehen, frage dich, was in deinem Leben dich unglücklich macht. Ist es der Job, die Ausbildung oder die Schule? Eine Beziehung? Oder fehlt etwas in deinem Leben – Zuwendung, ein offenes Ohr, Entspannung? Pflegst du deine Freundschaften? Oft kommen uns diese wichtigen Dinge im Leben wie unsere Beziehungen vor lauter Arbeit abhanden. Frage dich auch, welche Dinge allgemein dazu beitragen, dass es dir besser geht? Diese Dinge kannst du in deinen Alltag einbauen. Das kann Sport sein oder eine gesunde Ernährung, oder ein Spaziergang an der frischen Luft. Das sind Dinge, die immerhin auf der körperlichen Ebene dafür sorgen können, dass du ein besseres Gefühl bekommst.

Verurteile oder schäme dich nur nie dafür, wenn es dir gerade nicht gut geht. Wenn du eine Down-Phase erlebst, musst du das zuerst einmal akzeptieren. Dann frage dich, was genau dir in deinem Leben zum Glücklichsein fehlt oder die dir abhanden gekommen ist.

Manchmal haben wir Ereignisse nicht in der Hand, die eine Down-Phase auslösen. Bei mir begann die Abwärtsspirale damals mit dem Tod meines Vaters. Solche Schicksalsschläge haben wir nicht unter Kontrolle. Diese Lebenskrisen kommen völlig unvorbereitet. Aber wir haben in der Hand, wie wir mit solchen Situationen umgehen. Ein entscheidender Hinweis dabei: Wenn du nicht selbst aus so einer Situation heraus kommst, solltest du dir Hilfe holen. Du musst das nicht allein durchstehen. Du kannst andere Menschen immer um Hilfe bitten, sei es in deinem Umfeld, Freunde und Familie, oder auch einen professionellen Coach oder Therapeuten.

Aus eigener Erfahrung kann ich sagen, dass du nicht warten solltest, bis es kaum noch einen Weg zurück gibt, weil du schon zu tief drin steckt. Deswegen ist es so wichtig, auf sein Körpergefühl und seine Intuition zu hören. Um so darauf zu achten, dass es dir nicht immer schlechter geht. Dass es nicht noch schlimmer wird. Unternimm rechtzeitig etwas, je früher, desto besser. Kleine Umstellungen können in einer frühen Phase schon helfen. Ein Spaziergang zum Runterkommen oder um die Gedankenkreise zu durchbrechen. Das Smartphone beiseite legen oder stummschalten. Kaum einer von uns wird das Haus noch ohne verlassen, als wäre es ein Teil von uns. Sei es im Supermarkt in der Schlange oder im Wartezimmer beim Arzt. Überall haben wir uns angewöhnt, die Zeit damit zu verbringen, auf das Smartphone zu starren. Uns ständig neuem Input auszusetzen und uns in jeder freien Sekunde abzulenken.

Wir haben völlig verlernt, immer wieder mal in den Leerlauf zu schalten und Wartezeiten zu genießen, in denen wir nichts zu tun haben. Und damit haben wir verlernt, in uns hineinzuhorchen. Denn diese Leerlaufphasen könnten wir dazu nutzen, zu erkennen, was gerade in unserem Leben gut läuft und was nicht. Wir könnten in uns hineinspüren, um herauszufinden, wie wir uns wirklich fühlen. Wie es uns wahrhaftig geht. Stattdessen füllen wir jeden freien Moment mit dem Smartphone, Netflix oder anderen Ablenkungen aus. Wir lenken uns von uns selbst ab. Dadurch übersehen wir unsere eigenen Gefühle oder auch Symptome, die uns eigentlich schon frühzeitig zeigen würden, dass etwas falsch läuft. Der Versuch, dadurch schlechte Gefühle oder eine Down-Phase auf Abstand zu halten, erzeugt einen Boomerang-Effekt, durch den uns die Down-Phase oder die schlechten Gefühle früher oder später mit deutlich größerer Wucht treffen. Auch eine Depression entsteht nicht von heute auf morgen, sondern vielmehr schleichend. Indem wir uns immer ein bisschen schlechter fühlen. Um das rechtzeitig abzuwenden, höre regelmäßig in dich selbst hinein und akzeptiere, dass es dir auch mal nicht so gut geht. Dass nicht rund um die Uhr alles mega, crazy oder perfekt ist. Nimm dir Zeit, das, was dich bewegt und in dir arbeitet, zu verarbeiten.

**Meine Erkenntnis**

Down-Phasen sind normal und sollten ernst genommen werden. Achte auf deine inneren Warnsignale und reflektiere, was dich unglücklich macht. Kleine Veränderungen wie Spaziergänge und Pausen vom Smartphone können helfen, das Wohlbefinden zu verbessern. Bei schwerwiegenderen Problemen ist frühzeitige professionelle Hilfe wichtig, um deine mentale Gesundheit zu schützen.

# Die Verdrängung

Wer redet schon gern über Schwierigkeiten? Über Probleme? Über die Sachen, die nicht so gut laufen und uns zu schaffen machen? Dabei begegnen uns unser ganzes Leben lang Herausforderungen, die wir meistern müssen, oder Probleme, mit denen wir umgehen müssen. Und egal wie wir es drehen und wenden, es gibt im Grunde nur zwei Möglichkeiten, um damit umzugehen: Entweder wir stehen dazu, dass dieses Problem da ist und uns zu schaffen macht. Wir reden mit jemandem darüber und setzen uns damit auseinander. Oder aber wir verdrängen. Schieben das Problem weg, an irgendeinen Ort tief in uns drin, an dem es gerade erträglich ist und nicht wehtut. Wir reden uns ein, dass ja alles gar nicht so schlimm sei, relativieren und schweigen uns darüber aus. Dann müssen wir uns immerhin nicht mit dem Schmerz auseinandersetzen.

Ich habe lange Zeit die zweite Möglichkeit gewählt. Ich habe verdrängt, immer und immer wieder, bis plötzlich die Depression da war. Trotzdem habe ich weiter verdrängt, bis die Depression alles andere überschattet hat. Ich habe weiter verdrängt, bis ich nicht einmal mehr leben wollte. Durch Verdrängung löst du das Problem aber nicht, du schiebst es nur auf und multiplizierst es gleichzeitig. Solange, bis du es nicht mehr verdrängen kannst, weil es sich mit so einer Gewalt Gehör verschafft, dass es dich förmlich erschlägt. Denn mit der Zeit häuft sich immer mehr an.

Probleme verschwinden durch Verdrängung nicht, sie wachsen nur. Meine Verdrängung war Teil meiner Flucht vor mir und meiner Vergangenheit. Ich floh wortwörtlich in die Ferne: Immer, wenn ich die Möglichkeit hatte, verreiste ich. Reisen ist an sich wunderbar und aufregend. Neue Kulturen und Orte kennenzulernen, ist inspirierend und bereichernd. Bei mir war es aber in erster Linie eine Flucht, ständig zu reisen, wenn ich die Möglichkeit dazu hatte. Als ich nach der Schule meine Ausbildung begann, hatte ich auf einmal weniger Gelegenheit zum Reisen. Dadurch konnte ich weniger verdrängen, was mich beschäftigte und bedrängte und es ging mir zunehmend schlechter, weil ich mich den Problemen natürlich immer noch nicht stellen wollte. Es sollte mir gut gehen, ich wollte immer nur das Beste und mich nicht damit beschäftigen, was alles schlecht lief. Dann kamen die Tabletten dazu und verschlimmerten alles, weil sie mir eine noch bessere Möglichkeit zur Verdrängung boten: die Betäubung.

Es erscheint mir heute sowohl absurd als auch irgendwie verständlich, dass ich die Tabletten damals als eine Art Rettung empfand. Wenn ich die Tabletten nahm, ging es mir besser. Ich hatte keine Ahnung, wie ich es sonst schaffen sollte. Die Betäubung war damals eine große Erleichterung für mich. Ich konnte dadurch für ein paar Stunden aus meiner Realität fliehen, die ich als trostlos und miserabel empfand. Ein bisschen Frieden finden. Heute weiß ich, dass die Leere durch die Flucht nicht verschwindet. Wir können ihr nicht auf Dauer entfliehen. Es ist und bleibt eine Illusion. Der innere Frieden durch die Tabletten war eine Illusion. Das Problem an sich aber wurde immer größer. Ich lebte in der Illusion, dass die Tablette die Lösung ist. Es geht einem in dieser Illusion zunächst vermeintlich gut, und dadurch hörte ich auf, an meinem eigentlichen Problem zu arbeiten. Bis es mich einholte.

Medikamente oder Drogen können aber nun mal keine Traumata lösen. Weder Alkohol noch Tabletten. Trotzdem ist es weit verbreitet, dass die Menschen versuchen, ihren Schmerz auf diese oder ähnliche Art zu betäuben. Das müssen noch nicht einmal Drogen sein. Auch die Flucht in Onlinespiele, Netflix, Glücksspiel, Pornos oder auch Social Media kann jene Verdrängung bewirken. Oder eben Reisen.

Die Gefahr an dieser Flucht und diesen Verdrängungsmechanismen ist, dass du dich nicht mehr fragst, woher dieses Down-Gefühl überhaupt kommt. Du erkennst also nicht, wieso dich diese Gefühle überhaupt überkommen oder dir zusetzen. Wenn du sie aber nicht erkennst, kannst du nichts unternehmen, um etwas zu verbessern und sie am Ende zu überwinden. Trotzdem betäuben Menschen ihren Schmerz, solange sie können. Erst dann, wenn der Schmerz alles andere einfärbt, sehen sie ihm ins Auge. Dann überrennt er sie. Die Gründe für solch einen Schmerz können vielfältig sein. Häufig entsteht er aus ungelösten Traumata oder falschen Entscheidungen, ebenso wie Schicksalsschlägen. Dich diesen Gefühlen zu stellen, ist nicht einfach, aber du musst es am Ende ohnehin tun, sonst nimmt das Problem letztlich den gesamten Raum in deinem

Leben ein.

Die Vergangenheit lässt sich nicht ändern. Es bringt nichts, sich auszumalen, was gewesen wäre, wenn. Der einzige Moment, in dem du etwas ändern kannst, ist genau jetzt. Dich dem zu stellen, wovor du davonläufst. Das kann wehtun, aber dadurch trittst du einen Schritt vom Abgrund zurück, statt weiter darauf zuzulaufen.

**Meine Erkenntnis**

Verdrängung ist, als wolltest du einen Sturz hinauszögern. Du kannst dich dem Schmerz nicht dauerhaft entziehen. Stelle dich ihm jetzt und trete einen Schritt vom Abgrund zurück. Nur so kannst du die Dunkelheit durchbrechen und dich selbst wiederfinden.

# Körpersymptome

Als es mir schlecht ging und ich depressiv wurde, gingen diesem Zustand einige körperliche Symptome voraus. Manche davon begleiteten mich schon jahrelang. Von Schlaflosigkeit, über regelmäßige Kopfschmerzen und Tinnitus bis hin zu ebenso plötzlichem wie unerklärlichem Nasenbluten. Das alles wurde durch mehrere Ärzte untersucht, doch konnten sie die einzelnen Erscheinungen keiner genauen Ursache oder einer Krankheit zuordnen.

Daher begann ich zu recherchieren, was es damit auf sich haben könnte. Ich erkannte auf einmal, dass mein Körper mir etwas sagen wollte. Bereits seit mehreren Jahren hatte ich meine Probleme verdrängt. Jetzt reagierte mein Körper darauf. Wenn wir lernen, auf diese körperlichen Signale zu hören, können wir sie als das sehen, was sie sind: Warnzeichen unseres Körpers, die wir unbedingt ernst nehmen sollten, statt einfach irgendein Medikament einzunehmen und zu denken: „Ach, das geht schon noch, ist ja nicht so schlimm." Denn dann verdrängen wir wieder und beschäftigen uns nicht mit dem eigentlichen Problem, das diese Symptome verursacht. Bestenfalls bemerken wir diese Symptome so früh wie möglich und lassen sie nicht so extrem werden wie bei mir damals.

Mittlerweile bemerke ich das ungute Bauchgefühl oder das Kratzen im Hals schon frühzeitig – ich warte nicht mehr, bis dies zu Schmerzen oder chronischen Symptomen wird. Ich bin achtsamer geworden, nicht nur bei mir, sondern auch bei Menschen in meinem Umfeld, das oft stark leistungsorientiert ist, oder in Gesprächen mit Fremden ebenso wie mit Bekannten. Auch ich habe manchmal noch Rückfälle – kürzlich beispielsweise hatte ich einen Schwächeanfall und bin deshalb sogar kurzfristig ins Krankenhaus eingewiesen worden. Diesem gingen mehrere Tage starker Warnsignale meines Körpers voraus. Warnsignale, die mir sagen wollten, dass ich mich mit den falschen Menschen umgebe und mich in der falschen Umgebung aufhalte. Nach meinem Krankenhausaufenthalt änderte ich beides und die Symptome sind seither vollständig verschwunden.

Meistens sehen wir die Verbindung zwischen Körper und Geist nicht. Doch solche Körpersymptome können sehr wohl Anzeichen für eine psychische Belastung sein. Besonders wenn ihnen keine klare Ursache wie eine starke körperliche Belastung, verdorbenes Essen o. ä. vorausgeht. Auch wenn Symptome ungewöhnlich lange anhalten, kann es auf eine psychosomatische Ursache hindeuten. Wenn das so ist – also wenn es nach professionellen Untersuchungen keine andere Erklärung gibt – müssen wir anders damit umgehen, um das Problem an sich lösen, das diesen Symptomen zugrunde liegt. Wenn du gerade körperliche Symptome hast, vor allem, wenn dir niemand sagen kann, woher sie kommen und aus ärztlicher Sicht alles in Ordnung ist, solltest du hinterfragen, was dir dein Körper mit den Symptomen sagen will. Mir musste es erst richtig schlecht gehen, bis ich bereit war, hinzuschauen. Das kannst du dir ersparen. Nimm deine körperlichen Signale also schon dann ernst, wenn sie ein eher kleines Signal darstellen, nicht erst, wenn dein Körper alle Alarmsignale auf volle Lautstärke stellt. Dein Körper sagt dir: Hey, ich kann so nicht mehr. Wenn du sie aufschiebst, werden die Dinge nur immer schlimmer.

Denn wenn es noch nicht dramatisch ist, hast du noch die Wahl. Du kannst noch etwas ändern, und alles zum Guten wenden. Wenn du dafür nicht bereit bist, wird die Veränderung zwar kommen, aber in Form einer Katastrophe. Denn so wie es jetzt ist, wirst du nicht ewig weitermachen können. Was du aber sehr wohl kannst, ist, dir die Katastrophe zu ersparen. Ich hoffe, dass du bei körperlichen Beschwerden frühzeitig zu dieser Einsicht kommst und erkennst, dass du aktiv werden musst. Und, dass du es nicht bis zur Katastrophe kommen lässt.

**Meine Erkenntnis**

Körperliche Symptome sind oft verschleierte Botschaften unserer Seele, die uns auf ungelöste Probleme aufmerksam machen. Lausche ihren Warnungen, bevor sie zu ernsthaften Katastrophen werden.

# 4 Das Erwachen aus dem Dunkel

## Es gibt einen Ausweg

„No rain, no flowers“, lautet ein englisches Sprichwort. Es will uns sagen, dass die Prüfungen, vor die uns das Leben stellt – selbst die schwierigsten Phasen – eine Chance sind, an der Herausforderung zu wachsen. Entscheidend ist nur, wie du damit umgehst. Auch, wenn du es am Tiefpunkt oder dem Weg abwärts nicht sehen kannst, irgendwann geht es wieder aufwärts. Vorausgesetzt, du wählst den Weg der Auseinandersetzung und nicht den der Verdrängung.

Vielleicht brauchst du ein bisschen Zeit. Vielleicht brauchst du auch Hilfe durch einen Coach oder Therapeuten, um analysieren zu können, was gerade nicht richtig läuft und was überhaupt in deinem Leben los ist. Hab Geduld mit dir selbst – Veränderung kommt nicht von heute auf morgen. Es dauert ein wenig, vielleicht einen Monat, vielleicht zwei, vielleicht ein ganzes Jahr. Aber wenn du jetzt damit beginnst, dein Leben jeden Tag aufs Neue in die Hand zu nehmen, wird sich Schritt für Schritt eine Veränderung einstellen. Eine Veränderung zum Guten.

Ich selbst war am absoluten Tiefpunkt, ich wollte nicht mehr leben, daher weiß ich, wovon ich spreche. Schließlich bin ich noch hier und es geht mir heute besser denn je. Aus dieser äußerst schweren Zeit habe ich gelernt, dass wir nie die Hoffnung aufgeben dürfen, es gibt immer eine Lösung. Aufgrund der Erkenntnisse, die ich am Tiefpunkt sammelte, sowie durch die Hoffnung, die auf meinem Weg zurück ins Leben erwarb, gehe ich heute viel bewusster durchs Leben. Ich wache morgens auf und fühle Dankbarkeit. Früher konnte ich das nie so bewusst fühlen. Ich denke manchmal, dass alles so passieren musste, damit ich heute so leben kann und kann mir auch nicht vorstellen, dass ich das je wieder vergessen werde.

Ebenso habe ich dadurch gelernt, mich und meine Bedürfnisse früher mitzuteilen, statt mich zu verstecken und weiterzumachen, als wäre nichts gewesen. Ich kümmere mich intensiver um mich selbst. Denn du selbst bist der einzige Mensch, der sich wirklich um dich kümmern kann. Das war mir damals nicht bewusst – dies führte dazu, dass ich teilweise nicht genug schlief, nicht regelmäßig gegessen habe oder anderweitig meine Bedürfnisse vernachlässigte. Ich dachte, ich habe dafür keine Zeit. Doch das war Bullshit. Wir müssen uns zwangsläufig für die Dinge Zeit nehmen, die unser Überleben sichern, zu unserem Wohlbefinden beitragen und die uns wichtig sind, egal wie viel Stress wir haben. Oder willst du sagen, dass du Zeit hast, um eine Nachricht auf Insta zu beantworten, aber keine Zeit, um etwas Ordentliches zu essen? Die Zeit ist nie wirklich das Problem, sondern der Fokus auf dem, was wirklich wichtig ist.

Das spiegelt sich beispielsweise in unserem Umgang mit den Nachrichten wider, die wir erhalten. Ich antworte auf Nachrichten meiner Kontakte meistens innerhalb von ein paar Stunden. Die meisten Kontakte antworten dagegen innerhalb von 15 Minuten. Einer sprach mich letztens sogar darauf an. Er fragte mich, warum ich immer erst so spät antworte, denn er antworte schließlich auch nach ein paar Minuten. Ich sagte ihm, dass ich das ja gar nicht von ihm verlange. In Wirklichkeit macht es auch keinen Unterschied, zumal wir uns sowieso am nächsten Tag gesehen hätten. Doch auch dies musste ich erstmal lernen.

In meiner Zeit im Finanzvertrieb musste ich auch ständig 24/7 erreichbar sein – zumindest dachte ich das damals. Dieser Stress, ständig und überall erreichbar zu sein, tut uns nicht gut. Deswegen ist für mich so ein befreiendes Gefühl, gelernt zu haben, das Smartphone mal ein paar Stunden wegzulegen. Die Welt dreht sich trotzdem weiter. Und deine Nachrichten ein- oder zweimal am Tag zu beantworten, reicht völlig aus. Kürzlich bin ich aufs Matterhorn gestiegen, dort auf dem Berg gibt es offensichtlich keinen Empfang. Das Gerät auch mal für einen ganzen Tag wegzulegen, war unheimlich befreiend. Ständig gehetzt auf das Handy zu schauen, ob du neue Nachrichten bekommen hast, macht ungemein Stress, verschwendet deine Zeit tröpfchenweise und zerstört unseres Fokus. Wer permanent Nachrichten sofort beantwortet, kommt nie zu irgendetwas und wird sich auf nichts konzentrieren können.

Inzwischen ist es so, dass, selbst wenn mein Freund und ich uns nicht sehen, wir kaum Nachrichten austauschen. Vielleicht schicken wir uns am Morgen eine kurze Nachricht à la „Hey, ich wünsche dir einen schönen Tag". Am Abend sehen wir uns dann und tauschen uns aus. Mit meinen Freundinnen ist es ähnlich. Wir schreiben selten, aber wenn wir uns sehen, haben wir uns auch etwas zu erzählen. So vermeide ich diese Anspruchshaltung, dass der andere immer sofort zurückschreiben muss. Und auch, dass andere diesen Anspruch an mich haben.

Es ist nicht deine Aufgabe, ständig für die anderen da zu sein, bis du dich selbst verlierst. Wenn du es so weit kommen lässt, dass du ausbrennst, schadest du am Ende nicht nur dir selbst, sondern auch den anderen. Denn dann geht bei dir nichts mehr. Also ist es auch im Interesse der anderen, dass du dich zunächst um dich selbst kümmerst.

Wenn du überlegst, wie viel Zeit du am Tag auf Social Media verbringst, dann hast du eigentlich doch sehr viel Zeit übrig für die wichtigen Dinge. Du lenkst dich in dieser Zeit jedoch mit deinem Feed ab. Vielleicht tut es dir gut, wenn du deine Onlinezeit reduzierst, die du auf Social Media verbringst. Eine Viertelstunde am Tag ist völlig okay, oder auch mal eine halbe. Aber alles, was darüber hinausgeht, ist Zeit, die du mit etwas Wichtigerem verbringen kannst. Mit dem Wichtigsten, das du hast: dir selbst.

Wie allgegenwärtig unser Smartphone ist, fällt mir auch oft auf, wenn ich reise. Ich besuche wunderschöne Orte, aber treffe dort nur Menschen, die permanent auf ihr Handy starren, Fotos machen, Nachrichten schicken. Sie nehmen diesen wunderschönen Ort, die Natur oder die Ruhe, überhaupt nicht wirklich in sich auf. Von ihrer eigenen Präsenz ganz zu schweigen. Dadurch aber entgeht ihnen das Wesentliche. Oder sie verwechseln das Wesentliche mit dem Erinnerungsfoto auf dem Handy. Eine Erinnerung müssen wir aber erst einmal schaffen. Das umfasst mehr als ein Selfie vor irgendeiner austauschbaren Sehenswürdigkeit. Wenn du den Moment nicht wirklich erlebst und diese Eindrücke nicht wirklich in dich aufnimmst, ist das Foto von diesem Ort nicht viel wert. Die Erinnerung an das Erlebnis und das Gefühl, das dir eine schöne Aussicht oder ein Sonnenuntergang vermittelt, bleibt dagegen für immer. Auch ohne Foto.

Kürzlich habe ich eine Umfrage bei meinen Instagram Followern gemacht, wie ihre Bildschirmzeit in den vergangenen 24h war. Die Antworten reichten von drei Stunden bis 11 Stunden (!) – ein Ausmaß, von dem ich völlig schockiert war. Selbst drei verschwendete Stunden bedeuten, dass in dieser Zeit kein Sport betrieben, kein Buch gelesen, kein Wissen aufgenommen, keine Zeit mit dem Partner, den Freunden oder den Kindern verbracht wurde. Kein Wunder, dass die Menschen ständig behaupten, sie hätten „keine Zeit" für die wichtigen Dinge des Lebens. Doch so richtig Sorgen mache ich mir um diejenigen, die geschrieben haben, dass sie täglich 5 - 15 Stunden auf Social Media verbringen, was für die meisten galt, die mir eine Antwort geschrieben haben. In diesen Fällen ist nicht nur deutlich, dass alle anderen Lebensbereiche unter der Social Media-Sucht leiden, schließlich geht das gar nicht anders, wenn man so viel Zeit verschwendet. Es ist auch wahrscheinlich, dass die psychische Gesundheit bei diesen Personen massiv in Mitleidenschaft gezogen ist. Und dabei handelt es sich hierbei ja „nur" um die Bildschirmzeit am Handy. Was ist mit der Zeit, die sie am Laptop oder Tablet verbringen? Was ist mit Netflix, Pornhub oder DAZN?

Frage an dieser Stelle doch einmal selbst deine Bildschirmzeit ab. Wenn du möchtest, kannst du in der folgenden Liste außerdem eintragen, wie viel Zeit du am Tag auf den folgenden Portalen verbringst, also deinen Ist-Zustand. Dann kannst du eintragen, wie viel Zeit du dort eigentlich nur verbringen möchtest, also den Soll-Zustand. Es ist gut, sich diese Zeitspannen und Differenzen einmal bewusst zu machen. Also nimm dein Handy zur Hand und trage die Bildschirmzeit ein, in der du Inhalte auf den folgenden Social Media-Apps und Unterhaltungsmedien konsumierst und wie viel du tagtäglich einsparen könntest. Sicherlich wirst du erstaunt sein, wie viel Zeit du gewinnen kannst, wenn du deinen Soll-Zustand erreichst und deine Onlinezeit reduzierst.

Auch interessant: Rate zunächst deinen Ist-Zustand. Vergleiche ihn dann mit den tatsächlichen Zeiten. Dann tracke für mindestens eine Woche deine tägliche Bildschirmzeit.

**Meine Erkenntnis**

Die Zeit, die du an deinem Smartphone verbringst, kannst du nutzen, um das Leben zu leben, das du wirklich willst.

Hinter dem folgenden QR-Code findest du zwei Listen:

Tracking:

- **Liste zum Tracken deiner Bildschirmzeit – SOLL-Zustand**:
  Trage hier ein, welche Bildschirmzeiten du für die jeweiligen Social Media-Apps und Unterhaltungsmedien jeweils für dich persönlich annimst. Bei Bedarf kannst du in den leeren Zellen weitere Namen ergänzen.
- **Liste zum Tracken deiner Bildschirmzeit – IST-Zustand**:
  Zeit für einen Abgleich! Tracke deine Bildschirmzeiten täglich und trage hier die tatsächlichen Zeiten ein. Gerne kannst du dir diese Liste beliebig oft abspeichern oder ausdrucken und so einen detaillierten Verlauf deiner Bildschirmzeiten tracken.

## Alle sind ständig am Gerät

Dass du das Buch bis hierhin gelesen hast, zeigt, dass du auf dem richtigen Weg bist. Aber jetzt gehen wir noch einen Schritt weiter. Wenn du selbst den Test machst und dir auf deinem Handy anschaust, wie viel Zeit du am Tag auf Social Media verbracht hast, was siehst du dann? Eine Stunde am Tag? Drei Stunden am Tag? Mehr als drei Stunden? Diese Stunden sind weg, für immer. Vergeudet. Verschwendete Lebenszeit. Also hol dir deine Lebenszeit zurück.

Schon wenn du die drei Stunden auf eine halbe Stunde reduzierst, gewinnst du zweieinhalb Stunden am Tag für dich hinzu. Das sind fast 18 Stunden pro Woche, die du für dich selbst nutzen kannst. Mehr als genug Zeit, um etwas zu tun, von dem du denkst, dass du keine Zeit dafür hast. Zum Beispiel einen Sport anzufangen, den du schon länger anfangen willst. Oder endlich die Bücher zu lesen, die du schon letztes Jahr gekauft hast. Oder regelmäßig in die Natur zu gehen. Die tägliche Meditation. Das neue Hobby. Dein eigenes Business.

Egal, was es ist, was du bisher vernachlässigt hast. Wenn du das ein paar Monate durchziehst, führst du ein völlig neues Leben. Du fühlst dich besser, sowohl körperlich als auch mental. Du lernst ständig dazu, weil du anfängst, Bücher zu lesen, statt dich von Social Media berieseln zu lassen. Du wirst auch Zeit dazugewinnen, die du mit lieben Menschen verbringen kannst. Wie viele Beziehungen gibt es, in denen die Paare abends zwei Stunden Netflix schauen? Oder Paare, die im Restaurant am Tisch sitzen, jeder mit den Augen auf dem Smartphone, aber nicht auf den Partner gerichtet?

Wenn ich oder mein Freund unbewusst mit dem Smartphone dasitzen – egal zu welcher Tageszeit – sagt der andere „Gute Nacht". Das ist wie ein Signal für den anderen, das Smartphone wegzulegen. Auch bei meinen Freundinnen hat sich diese Angewohnheit schon etabliert. Wenn eine „Gute Nacht" sagt, legen alle ihre Smartphones weg. Längst ist es zu einem Automatismus geworden, immerzu auf Bildschirme zu starren. Da kann es guttun, mit den Liebsten kleine Notbremsen zu vereinbaren, die dir helfen, dein Leben wieder in die Aufwärtsrichtung zu bringen. Diese kleinen Handlungen, Momente und Schritte bestimmen deine Veränderung mehr als du denkst.

Computer, Handys und Tablets sind heute allgegenwärtig. Die meisten von uns verbringen einen Großteil des Tages vor dem Bildschirm, auch, wenn es sich dabei um produktive Zeit oder Arbeitszeit handelt. Die meisten Jobs finden heute am Computer statt. Wir sitzen also tagsüber am Computer und sehen zwischendurch auf das Handy, und am Abend wird der Fernseher eingeschaltet. Was heißt das für uns und wohin führt uns das? Wir machen morgens auf, schalten den Computer ein und sitzen daraufhin den ganzen Tag bis zum späten Abend an einem Gerät. Wir wandern zwar von einem Gerät zum anderen, verbringen aber fast die gesamte Zeit vor einem Bildschirm. Wer drei, sechs, acht oder gar zehn Stunden am Tag an seinem Handy verbringt, hat keine Zeit mehr übrig, um etwas mit seinem Leben anzufangen. Vor allem dann nicht, wenn auch noch die Stunden hinzukommen, die du mit der Arbeit am Computer verbringst. Danach suchen wir Entspannung und setzen uns wieder vor einen Bildschirm, der uns berieselt. Es ist kein Wunder, dass du down bist, wenn du so viel Zeit am Gerät verbringst. Sogar wenn du einen Teil dieser Bildschirmzeit für sinnvolle und notwendige Aufgaben verwendest, laugt es dich aus. Es wirkt sich sowohl auf deinen Körper als auch auf deinen Geist aus, mit dem Ergebnis, dass du dich schlecht fühlst.

Wenn du dir deine eigene Bildschirmzeit oben noch nicht aufgeschrieben hast, dann solltest du das jetzt tun. Lass diese Zahl einmal auf dich wirken. Das sind Stunden deines Lebens, die du jeden Tag wegwirfst und die nie wieder zurückkommen. Wie lang kannst du es dir noch leisten, diese Stunden wegzuwerfen?

Geräte stehlen uns nicht nur unsere Zeit. Sie ersetzen oft auch den zwischenmenschlichen Kontakt und das menschliche Zusammenleben. Statt sich mit jemandem zu unterhalten, schreiben wir ihm Nachrichten. Statt zu flirten, finden sich Leute auf Tinder und in anderen Dating-Apps.

Ich traf vor kurzem einen jungen Banker in einem Arbeitssetting. Er bekam kaum den Mund auf und sagte so gut wie nichts. Ich selbst bin ein offener Mensch, deshalb fiel mir auf, wie still er war. Nach dem Treffen fügte er mich auf LinkedIn hinzu. Fortan schrieb er mir so gut wie jeden Tag Nachrichten. Beim nächsten Treffen wirkte er wie ausgewechselt. Das zeigt mir: Er war nicht in der Lage, ohne Social Media einen normalen Kontakt zu knüpfen. So geht es vielen Leuten. Sie lernen sich über eine App kennen, kommunizieren am Gerät und die echte, zwischenmenschliche Interaktion verkümmert. Wir leben digital. Statt essen zu gehen, bestellen wir das Essen und lassen es liefern. Wir gehen nicht mehr in den Supermarkt, auch den Einkauf lassen wir nach Hause liefern. Die Situationen und Orte, an denen wir mit anderen Menschen in Kontakt kommen, gehen dadurch verloren.

Zwischenmenschliche Kommunikation und Nähe sind aber so wichtig für unser Wohlbefinden. Denn wir sind in unserem Leben auf soziale Kontakte angewiesen. Psychologisch, biologisch und evolutionär. Es wirkt sich sehr stark auf unsere psychische Gesundheit aus, ob wir in einem intakten, stabilen sozialen Umfeld leben, das uns Rückhalt gibt und auffangen kann. Spielen sich unsere sozialen Kontakte nur über ein Gerät ab, fehlt dieser Rückhalt. Die Kommunikation ist reduziert auf Worte oder Emoticons. Gesten, Lächeln, menschliche Wärme finden nicht mehr statt.

Nur über Geräte zu kommunizieren, ist ein Weg in die soziale Isolation. Diese bereitet den Nährboden für Depressionen und Angstattacken. Denn zu viele Menschen haben es sich hinter dem Bildschirm so gemütlich gemacht, dass sie sich nicht mehr zutrauen auf Menschen zuzugehen. Der Weg aus dieser Misere besteht jedoch genau darin, ins Leben hinauszutreten, sich mit echten Menschen zu umgeben.

Wenn dir deine soziale Isolation bereits zu schaffen machen sollte, möchte ich dir ans Herz legen einen Coach, Therapeuten oder eine passende Beratungsstelle aufzusuchen. Du musst diesen Weg nicht allein gehen.

## Alles ist ein Prozess

Niemand ist wirklich so perfekt, wie er sich und sein Leben auf Social Media darstellt. Jeder von uns macht Fehler. Jeder besitzt gewisse Ecken und Kanten, die Teil seiner Persönlichkeit sind. Und jeder fällt mal hin. Das gehört zu unserer Entwicklung dazu. Das ist keine Ausrede, sein Leben aus der Hand zu geben, nach dem Motto „Wir können ohnehin nichts ändern". Sondern ein Aufruf, geduldig und nachsichtig mit dir selbst umzugehen. Denke nicht an das, was du noch nicht kannst oder was nicht funktioniert, führe dir vor Augen, was du verbessern kannst. Woran du arbeiten kannst. Welche Möglichkeiten dir zur Verfügung stehen.

Es ist auch okay, down zu sein. Es ist auch okay, mal einen ganzen Becher Eis zu essen oder den Nachmittag auf Instagram zu verbringen. Solange du das nicht zu einer Gewohnheit machst, sind solche Momente der Schwäche immer okay. Es ist viel gesünder, zu diesen Fehlern zu stehen, als zu versuchen, den Schein aufrechtzuerhalten. Niemand ist perfekt auf diese Welt gekommen, und wenn wir alle gleich perfekt wären, dann wäre das Leben ziemlich langweilig. Je schneller du dich von diesem Anspruch an die eigene Perfektion löst, desto besser. Denn dann hörst du auf, dir selbst und anderen etwas vorzumachen.

Wenn du etwas tust, das nicht gut für dich ist, dann steh ruhig dazu. Niemand kann immer perfekt sein, das hält keiner durch. Die, die sich nach außen hin so darstellen und die Illusion leben, alles sei perfekt, verstecken auch nur ihre Abgründe sowie ihre Ecken und Kanten. Sie stehen nicht zu sich selbst, sondern ordnen sich den Erwartungen an sie unter. Willst DU so sein? – Nein? Dann darfst du dir zugestehen, nicht perfekt zu sein.

Wenn du dir etwas vorgenommen hast, zum Beispiel abzunehmen oder Sport zu treiben, ist das super. Aber erwarte nicht, dass du das von nun an jeden Tag für den Rest deines Lebens so durchziehen wirst. Es wird Tage geben, an denen du keine Lust oder etwas anderes vorhast, und solche, an denen du eine Tafel Schokolade isst. Wie willst du damit umgehen? – Du kannst dich als Versager fühlen. Wieder nicht geschafft. Wieder schwach geworden. Oder du kannst sagen: „Egal, das war jetzt eben so, dann mache ich morgen weiter." So hast du vielleicht den einen Tag verloren, aber nicht das ganze Vorhaben. Du bist immer noch auf dem richtigen Weg. Wenn dir das Hinnehmen solcher schwachen Momente schwerfällt, stell dir vor, du wärst dein eigenes Kind. Wie würdest du bei deinem eigenen Kind damit umgehen? Würdest du es bestrafen, wenn es einmal nicht zum Training gegangen ist? Oder würdest du ihm Hoffnung geben, um aus dem Fehler zu lernen und weiterzumachen?

Statt dich zu ärgern, dass du es heute nicht geschafft hast, solltest du dich freuen, dass du es gestern geschafft hast. Wenn es heute nicht geklappt hat, kannst du dir eingestehen, dass du einfach nicht die Kraft dazu hattest oder dass es dir noch schwer fällt, wirklich regelmäßig dabei zu bleiben. Aber du hast es gestern geschafft, und das ist besser als letzte Woche, als du noch gar nichts gemacht hast. Morgen kommt eine neue Chance und du kannst wieder durchstarten.

Um langfristig eine Angewohnheit wie tägliche Sporteinheiten durchzuhalten, kommt es darauf an, welche Assoziationen du dazu aufbaust. Wenn du dein Sportpensum nicht durchgehalten hast und dich deshalb schlecht fühlst, schaffst du eine negative Assoziation. Du erzeugst negative Gefühle, das Gefühl, dass du es nicht schaffst, dass du schlecht in Sport bist, dass du nie so gut werden wirst wie die anderen. Dadurch raubst du dir die Motivation. Wenn du dich dagegen freust und stolz auf dich bist, dass du es immerhin gestern geschafft hast, baust du positive Assoziationen auf und motivierst dich.

Es mag unwahrscheinlich klingen, doch solche Assoziationen – also was wir mit einer Sache oder Handlung verbinden – bestimmt unsere Zukunft mehr als alles andere. Es sind unsere Denkmuster, die den Ausschlag dafür geben, wie wir weitermachen. Du musst nicht alles auf einmal ändern. Wichtig ist nur, dass du weiter gehst. Wenn du es einmal geschafft hast, kannst du es wieder schaffen. Rückschläge wird es immer geben, egal, wie gut oder fortgeschritten du in einer Sache bist. Du kannst dich über diese ärgern und stehenbleiben. Oder du machst weiter und kommst deinem Ziel Schritt für Schritt näher.

**Meine Erkenntnis**

Perfektion ist eine Illusion. Jeder Fehler ist ein Schritt auf dem Weg zu persönlichem Wachstum und Erfolg.

# Du bist gut, wie du bist

Du bist gut, wie du bist – den Inhalt dieses Satzes musste ich erst verstehen lernen, auch wenn es auf der Hand zu liegen scheint. Vorher wollte ich es in den Augen der anderen zu etwas bringen, ich wollte es ihnen auch viel zu oft recht machen. Das entfremdete mich immer mehr von mir selbst, bis mein eigenes Ich, das ich gar nicht mehr wahrnahm, sagte: Stopp! So geht es nicht weiter. Entweder du änderst etwas oder du leidest dein ganzes Leben darunter. Aber was genau musste ich ändern?

Wir sind alle unterschiedlich. Ein individueller Mensch zu sein, bedeutet, eigene Stärken und Schwächen zu haben. Du kannst deine Stärken und Schwächen akzeptieren, denn sie gehören zu dir. Ebenso solltest du lernen, das, was geschehen ist, so zu akzeptieren. Wir können die Vergangenheit nicht ändern. Auch wenn manche Erfahrungen und Entscheidungen sich im Nachhinein als negativ, schädlich oder schmerzvoll erweisen, sind sie ein Teil unseres Weges. Das alles gehört zu uns und prägt, wer wir sind.

Diese Akzeptanz der negativen Erfahrungen musste ich erst lernen. Ich machte mich selbst regelrecht fertig, wenn ich meine eigenen Ansprüche nicht erfüllte. Selbstvorwürfe und Scham für Ereignisse und Handlungen in der Vergangenheit waren bei mir an der Tagesordnung. Durch sie wird jedoch dieses negative Grundgefühl, das ich bereits in mir trug, immer weiter verstärkt. Dabei war die Vergangenheit bereits passiert.

Wir können sie nicht mehr ändern. Wir können lediglich aus dem lernen, was passiert ist.

*Sometimes you win, sometimes you learn.*

Niemand auf dieser Welt trifft immer die richtigen Entscheidungen oder ist in allem, was er oder sie tut, erfolgreich. Jeder einzelne Mensch erleidet Rückschläge oder muss sich durch schwierige Situationen hindurch kämpfen und sich Herausforderungen stellen. Der Unterschied liegt darin, wie wir damit umgehen. Ich habe gelernt, schwierige Zeiten oder falsche Entscheidungen als das zu akzeptieren, was sie sind: Gelegenheiten, um zu lernen, was mir nicht guttut. Spiegelbilder, die mir zeigen, wo ich überhaupt nicht hinwill und was mir dagegen wirklich wichtig ist. Ich betrachte sie als Wegweiser, die mich mehr und mehr zu mir selbst bringen. Deshalb bewerte ich diese Erfahrungen heute anders. Ohne sie wäre ich nicht die, die ich bin und hätte einige Dinge noch immer nicht verstanden.

Es ist also unnötig, dir zusätzliches Leid zuzufügen, indem du dich für etwas Vergangenes verurteilst. Wenn du im Nachhinein auf Situationen blickst und beurteilt, was du getan oder wie du dich verhalten hast, werden dir immer bessere Lösungsmöglichkeiten auf- und einfallen. Überdenke stattdessen, welche Denkmuster und Haltungen zu deinen vergangenen Entscheidungen geführt haben und beurteile, ob sie dir genutzt haben oder nicht. Das kannst du genauso auf dein jetziges Leben anwenden und so etwas aus deinen vergangenen Erfahrungen mitnehmen. Aber es ist wichtig, die

Vergangenheit zu akzeptieren, auch wenn sie schwierig für dich war. Nur so kannst du dir selbst vergeben.

Vergebung ist nach der Akzeptanz der nächste Schritt bei deiner Entwicklung zu dir selbst, zu deinem Kern. Und wie die Akzeptanz müssen wir Vergebung zunächst lernen und anschließend auch trainieren. Dafür ist es entscheidend, sich von den Erwartungen und auch Ansichten oder Haltungen der anderen zu lösen, selbst von denen deiner engsten Vertrauten. Als Individuum bist du dir zuerst selbst verpflichtet, also zählt auch nur deine Meinung.

Als wir noch ganz frisch zusammen waren, kam es in einem Tanzlokal zwischen meinem Freund und mir zu einer Situation, in der er keine Lust hatte, mit mir Bachata zu tanzen. Also tanzte ich mit einem anderem. Er war fürchterlich eifersüchtig und fühlte sich dadurch betrogen. Ich dagegen wollte einfach nicht auf das Tanzen verzichten. Bis heute finde ich es nicht schlimm, auch wenn ich seine Sichtweise inzwischen verstehe. Er war dadurch gekränkt. Ich dagegen wollte damals einfach tanzen. Heute würde ich das nicht mehr so machen, weil ich weiß, dass es ihn verletzen würde und meine Partnerschaft mir wichtig ist. Doch das bedeutet nicht, dass ich mir dadurch ein schlechtes Gewissen machen oder irgendeine Schuld zuweisen lasse. Es ist seine Perspektive und seine Beurteilung der Situation, aber die muss nicht meine sein oder werden. Wir können trotzdem eine glückliche Beziehung führen, auch wenn wir nicht immer einer Meinung sind.

Oft teilen andere uns ihre Meinung sogar ungefragt mit und setzen uns ihrer Bewertung aus. Und als solche sollten wir sie auch aufnehmen: Als IHRE Bewertung, die nichts zwangsläufig mit uns zu tun hat. Als ich kürzlich im Urlaub war, erlebte ich zuletzt solch eine Situation: Wenn es möglich ist, nehme ich meinen Hund mit. Diesmal aber waren Tiere nicht erlaubt, mein Hund musste also zu Hause bleiben. Ich suchte einen Ort, an dem er gut versorgt wird und an dem er sich auch wohlfühlt. Eine meiner Freundinnen kommentierte, dass sie es völlig unverantwortlich findet, meinen Hund zurückzulassen. Für ihn, meinte sie, müsste es ziemlich schwer sein, wenn ich ständig unterwegs bin, und er müsste sich daher doch schlecht fühlen. Das Beste wäre, wenn ich überhaupt nicht mehr verreise – so ihre Ansicht. Ich hatte sie nicht um ihre Meinung gebeten. Für mich selbst ist es eigentlich völlig in Ordnung, meinen Hund ab und zu abzugeben. Er sozialisiert sich dort, hat andere Hunde zum Spielen, lernt, auf neue Menschen zuzugehen, und es geht ihm gut.

Trotzdem musste ich mich im ersten Moment daran erinnern, die Meinung meiner Freundin nicht als meine anzunehmen. Ich fühlte mich schlecht. Erst nachdem ich wieder einen klaren Gedanken fassen konnte und mich besann, dass ich es anderen nicht Recht machen muss, gelang es mir, mich zu distanzieren und mir zu vergegenwärtigen, dass das, was sie denkt, ihr gutes Recht ist, aber nichts mit mir zu tun hat. Für mich ist es völlig in Ordnung, den Hund dort zu lassen. Ich weiß, dass es ihm gut geht und lasse ihn schließlich nicht einfach irgendwo zurück. Wenn das ihrer Meinung nach nicht in Ordnung ist, kann ich das so stehenlassen. Wir müssen nicht jede Meinung von anderen übernehmen und auf uns beziehen. Das ist keine Zurückweisung, sondern zeugt von Selbstbewusstsein.

Ich hoffe, dass auch du erkennst, dass du so, wie du bist, bereits vollkommen bist. Dass du das niemandem beweisen oder deinen Wert erst erarbeiten musst. Dass du dich voll und ganz akzeptieren kannst, aber dafür nicht perfekt sein musst. Niemand ist das. Es gibt nichts Perfektes. Auch wenn uns unser Feed und viel zu viele Kanäle auf Social Media etwas anderes erzählen. Es ist genauso okay, mal down zu sein, genauso wie überdreht zu sein. Jeder hat mal ein paar Tage, an denen es ihm nicht gut geht. Diesem Gefühl kannst du Platz geben. Zu Beginn ignorieren wir es leider viel zu häufig, obwohl wir im Kern wissen, was los ist. Aber wir machen dicht oder gehen den Problemen aus dem Weg, verschließen uns davor. „Wird schon nicht so schlimm sein", sagen wir uns immer wieder. Bis der Druck wächst, wächst, wächst und uns schließlich komplett lähmt. Jedes Mal, wenn wir uns dafür fertig machen, schlapp oder schwach zu sein, bringt uns das ein Stück weiter weg von uns selbst. Nur weil wir denken, nicht gut genug zu sein, alles perfekt machen zu können und das voraussetzt, dass wir keine Schwäche zeigen können.

Wenn du anfängst, dir und deinem Bewusstsein oder deinem Körper mehr Raum zu geben, wenn du beginnst, dich selbst wirklich zu akzeptieren, wirst du automatisch beginnen, mehr auf deine Ernährung zu achten. Ebenso auf genug Schlaf. Du wirst zunehmend mehr auf dich aufpassen. Du wirst nicht jede Meinung anderer annehmen. Du wirst auch lernen, Nein zu sagen. Das konnte ich früher überhaupt nicht und musste es durch meine Krankheit erst lernen. Was dazu führte, dass ich in der ersten Zeit nach meiner schwersten depressiven Phase wirklich zu allem Nein sagte, egal, ob meine Mitbewohnerin mich um meine Bürste oder mich jemand um einen Gefallen bat. Das war extrem, aber es war notwendig für mich. Für meine Abgrenzung. Um nur noch mir selbst zuzustimmen. Ich setze mich auch keinen Zwängen mehr aus. Wenn ich mich zum Beispiel mit Freunden treffe, haben wir Spaß zusammen, aber wenn sie anschließend noch ausgehen, gehe ich nach Hause. Früher ging ich mit, wenn mich die anderen dazu drängten. Ich ließ mich überreden. Heute mache ich das, was für mich passt.

**Meine Erkenntnis**

Du bist bereits vollkommen, mit all deinen Stärken, Schwächen und deinem individuellen Weg. Du darfst dich selbst akzeptieren und deine eigene Meinung über dich höher schätzen als die der anderen.

## Alles passiert im Guten

Daran glaube ich tatsächlich. Alles, was uns im Leben begegnet oder passiert, hat seine guten Seiten. Aus allem kann man Schlüsse ziehen und daraus lernen. Es kann sich sogar etwas Positives aus Dingen entwickeln, die uns zunächst schwierig erscheinen oder uns Kummer und Probleme bereiten.

Das gilt sogar für meine Krise. Wäre ich nicht an einen Tiefpunkt gelangt, wäre der Druck womöglich nicht groß genug gewesen, um mein Leben und die Art, wie ich es lebte, endlich und endgültig radikal zu ändern. So erkannte ich, was wirklich zählt. Ich könnte nicht so bewusst genießen und mit offenen Augen durchs Leben gehen. Ich weiß zu schätzen, dass ich gesund bin, dass ich eine gesunde Beziehung führe und dass ich all das erleben darf. Das ist alles andere als selbstverständlich. Selbst vermeintliche Selbstverständlichkeiten wie sauberes Trinkwasser und ein gefüllter Kühlschrank betrachte ich nicht mehr als selbstverständlich. Ich bin heute sehr froh, dass ich diese Aspekte sehen und bewusst erleben kann. Und dieses Buch hätte ich ohne den radikalen Wandel hin zu Selbstakzeptanz und Selbstliebe auch nicht schreiben können.

Wir denken oft, dass wir uns in diesem oder jenem Moment falsch entschieden haben. Ich habe mir lange Vorwürfe gemacht, die Matura abgebrochen zu haben. Jeder, den du fragst, wird dir sagen, dass es ein absolutes Muss ist, wenn du im Leben etwas erreichen willst. Und oberflächlich betrachtet stimmt das auch: Es ist der Schlüssel, wenn du studieren willst oder verschiedene Ausbildungen anstrebst. Sie erleichtert dir den weiteren Lebensweg. Daher dachte ich mehrere Jahre lang, es ist ein Weltuntergang, sie abgebrochen zu haben. Aber für mich und in meiner extremen Situation war es die richtige Entscheidung. Ich bezweifle auch, dass eine konventionelle Karriere das Richtige für mich gewesen wäre. Vor allem aber habe ich erkannt, dass eine Matura ein Türöffner sein kann, allerdings keine Garantie darstellt, dass alles funktioniert und nicht immer nötig ist, solange du weißt, was du willst und zielstrebig darauf zugehst. Diese Erkenntnis hat meine Angst zu versagen enorm reduziert. Heute macht es mir keine Angst mehr, wenn ein Vorhaben nicht klappt, wenn ein Deal nicht zustande kommt. Ich habe keine Angst mehr, etwas zu verlieren. Denn ich weiß, dass sich immer wieder etwas Neues ergeben wird.

Das Geheimnis liegt darin, schmerzvolle Momente im Leben zu akzeptieren und damit loszulassen. Dies ist der Moment, aus dem etwas Gutes entstehen kann. Denn du hast diese Erfahrung gemacht, die hinter dir liegt, und kannst Wissen daraus mitnehmen. Wenn du diese Erfahrung annehmen kannst und als das bewertest, was sie ist, schützt es dich davor, in der Zukunft wieder die gleichen Entscheidungen zu treffen und erneut die gleichen Fehler zu machen. Negative Erlebnisse können uns auch bewusster machen, was wir im Leben eigentlich wollen. Vorausgesetzt wir betrachten uns nicht als Opfer der Umstände, sondern gehen der Frage nach, was wir ändern können, um diese negativen Erlebnisse nicht zu wiederholen.

Um sich dieser Frage zu stellen, braucht es Mut. Der leichteste Weg ist immer, es als eine Katastrophe zu betrachten, wenn uns etwas passiert. Aber was, wenn es gar keine Katastrophe war? Was, wenn es ein Geschenk war? Was auch immer uns zustößt – es hängt von unserer Einstellung ab, wie wir es bewerten, denn kein Erlebnis ist von sich aus gut oder schlecht. Konzentrieren wir uns auf das Negative? Nennen es Pech oder geben anderen die Schuld? Oder sehen wir es als Geschenk? Als Möglichkeit, daraus zu lernen und zu wachsen? – Diese Betrachtung löst eine völlig andere Bewertung des Geschehens aus.

Bevor eine Raupe zum Schmetterling wird, muss sie sich aus der Enge des Kokons nach draußen zwängen, sie muss Anstrengung und Schmerzen auf sich nehmen, um zum Schmetterling zu werden. Ihr ist dabei noch nicht bewusst, dass sie gerade zum Schmetterling wird. Sie weiß nur, dass sie sich von dem Kokon befreien muss, was unangenehm ist und einen enormen Kraftaufwand bedeutet. Ohne diesen schmerzvollen Prozess wäre es aber nicht möglich, dass sie zum Schmetterling wird. Ich glaube fest daran, dass auch wir in unseren schwierigsten Momenten, in denen wir kämpfen und Schmerz erleiden, kurz vor einem wichtigen Durchbruch stehen.

**Meine Erkenntnis**

In allem, was uns im Leben begegnet oder widerfährt, selbst in den scheinbar schwierigsten Momenten, verbirgt sich eine Chance zum Lernen und Wachsen. So wie eine Raupe sich aus dem Kokon kämpfen muss, um zum Schmetterling werden, können auch unsere Herausforderungen und Schmerzen uns zu einer Transformation führen, wenn wir sie als Chancen zur Weiterentwicklung begreifen.

# Lernen, „Nein“ zu sagen

Lange Zeit dachte ich, dass ich nur dann Liebe und Zuneigung von anderen bekomme, wenn ich stets verfügbar bin und zu allem „Ja“ sage. Dazu ging ich an meine Grenzen und darüber hinaus. Um anderen zu gefallen, ihren Wünschen und Erwartungen zu entsprechen oder einfach nur, um es ihnen recht zu machen, arbeiten wir bis zur Erschöpfung, machen Überstunden, erledigen Dinge, die eigentlich deren Aufgabe sind, nicht unsere. Wir haushalten nicht mehr mit unseren Kräften, was dazu führt, dass uns für unsere eigenen Aufgaben zu wenig Kraft zur Verfügung steht.

Dazu eine kleine Geschichte. Ich habe zwei Freundinnen, die auch untereinander gut befreundet sind, wir nennen sie an dieser Stelle einfach Sofia und Emilia. Sofia arbeitet extrem viel und hat sehr viel Stress. Sie hat jetzt gerade fünf Wochen am Stück durchgearbeitet, ohne einen einzigen freien Tag. Als sie nach fünf Wochen endlich einen Tag frei hatte, ergab es sich, dass Emilia spontan und dringend umziehen musste.

Der Umzug fiel genau auf den arbeitsfreien Tag von Sofia. Was tat Sofia? Sie half an ihrem einzigen freien Tag beim Umzug. Vorher rief sie mich dreimal an: Sie war verzweifelt und müde, aber ihr schlechtes Gewissen Emilia gegenüber hielt sie davon ab, abzusagen. Sie konnte Emilia nicht im Stich lassen, dachte sie. Also machten die beiden den Umzug zusammen, von neun Uhr morgens bis zehn Uhr abends waren sie unterwegs, es war extrem anstrengend und die beiden hatten nicht einmal Zeit, etwas Richtiges zu essen. Am nächsten Tag stand Sofia wieder morgens um sieben auf, um zu arbeiten.

Diese Hemmungen und dieses schlechte Gewissen kenne ich gut von meinem früheren Ich. Es war mir auch stets wichtig, von allen gemocht zu werden, jeder sollte positiv über mich denken und reden. Daher war meine natürliche Antwort: Ja. Immer. Darauf folgte eine Phase, in der ich genau das Gegenteil davon tat. Es war die Zeit, in der ich anfing, extrem zu mir und meinen Bedürfnissen zu stehen. Ich fing an, Selbstrespekt, Selbstakzeptanz und Selbstliebe zu kultivieren. Damals sagte ich zu so gut wie allem „Nein“. Ich lehnte alles ab. Das war das andere Extrem und auch das ist auf lange Sicht offensichtlich nicht gesund. Aber ich musste erst einmal radikal in das andere Extrem übergehen, um zu lernen, mich überhaupt abzugrenzen. Ich musste lernen, zu mir und für mich selbst einzustehen und mich entsprechend meiner Gefühle und Intuition zu entscheiden.

Um mein permanentes „Ja sagen“ abzulegen, war es notwendig, dass ich eine Zeit lang in das andere Extrem verfiel, denn jahrelange Gewohnheiten abzulegen, ist nicht einfach und braucht Zeit. Ich sorgte jedoch dafür, dass ich dieses Extrem auf eine sozial verträgliche Weise auslebte, indem ich mein Umfeld darauf einstellte. Indem die wichtigen Menschen in meinem Leben Bescheid wussten und auch verstanden, warum ich es tat, nahm es mir keiner in meinem nahen Umfeld übel. Im Gegenteil, sie unterstützten mich auf meinem Weg zu mehr Selbstrespekt und Selbstliebe.

Wenn du von Herzen zustimmst, einem Freund einen Gefallen zu tun, ist das völlig in Ordnung. Du tust es, weil du weißt, dass es denjenigen freut oder es ihm eine große Hilfe ist. Viel zu oft sagen wir aber aus einem Gefühl der Verpflichtung heraus zu und geben dafür unser eigenes Wohlbefinden auf oder stellen unsere Interessen hinten an, wie in dem Beispiel von Sofia und Emilia. Ein gesundes Maß an Abgrenzung zu finden, ist dabei nicht so einfach. Eine Verpflichtung kann entstehen, wenn jemand etwas für uns getan hat und uns danach bittet, auch etwas für ihn zu tun. Wir fühlen uns nahezu automatisch verpflichtet, diesen Gefallen zu erwidern.

Das Bedürfnis nach Ausgleich besticht. Solche Entscheidungen sollten aber auf Freiwilligkeit basieren. Wir sollten davon ausgehen können, dass der andere uns diesen Gefallen aus freien Stücken und gern getan hat, es besteht also keine Verpflichtung, es ihm gleichermaßen zurückzuzahlen. Natürlich können wir das tun, wenn wir es von Herzen wollen. Aber wenn es bedeutet, dass wir viel von uns aufgeben müssen, sei es Zeit, Energie oder Arbeit, die uns für eigene Projekte und Aufgaben fehlt, ist es falsch. Menschen, die so etwas von dir verlangen, brauchst du nicht in deinem Leben.

Wenn du anderen einen Gefallen tust und dabei deine eigenen Kräfte überschreitest, hilfst du in Wirklichkeit niemandem. Der andere wird es vermutlich nicht einmal wertschätzen, wie viel Kraft es für dich bedeutet, ihm diesen Gefallen zu tun. Du bist der einzige Mensch, der in solchen Situationen auf dich achten kann. Wenn du in solchen Situationen „Nein“ sagst und deine Grenzen absteckst, dann ist es ein „Ja“ zu dir selbst. Es ist ein „Ja“ dazu, dass du Dinge ablehnen darfst, die dir zu viel sind, dass du anderen zwar gern einen Gefallen tust, aber nicht, wenn er über deine eigenen Kräfte und zeitlichen Kapazitäten hinausgeht. Das ist keinesfalls egoistisch. Im Gegenteil, es ist sowohl in deinem Interesse als auch in dem der anderen. Denn wenn du ständig über deine Kräfte hinausgehst, ist da nichts mehr, dass du anderen geben kannst. Das musst du anderen nicht einmal erklären oder dich dafür rechtfertigen. Ein „Nein“ von dir reicht als Grund aus. Wer dich wertschätzt, wird dein Nein akzeptieren. Wem es dagegen nicht um dich geht, sondern für den du nur Mittel zum Zweck bist, der wird auch nach deiner Rechtfertigung noch unzufrieden sein. Indem du „Nein“ sagst, trennst du in deinem Umfeld und Freundeskreis auch die wahren von den falschen Freunden.

Wenn ich eine Bitte ablehne, sage ich nicht: „Nein, das geht heute nicht, denn ich habe noch dieses oder jenes zu tun.“ Ich sage: „Nein, das geht heute nicht, aber wie sieht es nächste Woche aus?“ – unter der Voraussetzung, dass ich es grundsätzlich machen will, nur nicht zu dem vorgeschlagenen Zeitpunkt. Fühlen wir uns dagegen gänzlich unwohl mit einer Bitte, sage ich aber auch ganz grundsätzlich „Nein“. In beiden Fällen habe ich die Rechtfertigung vermieden und meinen Standpunkt vertreten.

*„Learn to say NO. It's a complete sentence*
*that requires no explanation."*
Tim Grover

Nicht nur in zwischenmenschlichen Beziehungen ist es wichtig, Nein sagen zu können. Auch wenn es darum geht, etwas zu tun, das Ängste in dir auslöst, das über die deine Kraft oder Möglichkeiten hinausgeht, solltest du dich nicht dazu zwingen lassen. Solche Zwänge können durch Anordnungen von Vorgesetzten oder durch eine Gruppendynamik entstehen. Das beginnt im Freundeskreis und Social Media verstärkt das alles nochmal. Es wirkt sich extrem negativ auf Körper und Geist aus, etwas nur aus einem Gruppenzwang heraus zu tun, obwohl du dabei große Angst hast und diesen Aufwand überhaupt nicht betreiben willst. Wenn du dir nicht sicher bist, gehe in dich und frage dich:

- Willst du das überhaupt?
- Tut dir das gut?
- Gibt es dir etwas?
- Entspricht es deinen Lebenszielen?

Oder geht es einfach darum, ein bestimmtes Bild auf Instagram zu zeigen? Sich vor anderen so darzustellen? Ist es das wert, sich diesem Stress auszusetzen? Welche Motivation steckt dahinter? Kommt es aus dir selbst oder tust du es für Anerkennung, Akzeptanz oder Zugehörigkeit?

Um eine fest eingefahrene Gewohnheit wie das permanente Ja sagen abzulegen, ist es entscheidend, diese Veränderung bewusst anzugehen und voranzutreiben. Du musst zunächst dein bisheriges Verhalten durchbrechen und dich bewusst für ein neues Vorgehen entscheiden. Stell dir jemanden vor, der nach einer längeren Zeit ohne Sport wieder damit anfangen will. Er nimmt sich vor, jeden Tag zu trainieren. Es ist gar nicht so wichtig, wie viel er jeden Tag trainiert. Es geht darum, diese Gewohnheit im Kopf, im Tagesablauf und damit im Leben fest zu installieren. Behältst du sie eine Weile bei, denkst du nicht mehr darüber nach, es gehört einfach zu deinem Alltag dazu. In dieser Zeit hast du dich daran gewöhnt, nicht nur ins Fitnessstudio zu fahren und ein paar Minuten Aufwärmtraining zu absolvieren, sondern tatsächlich zu trainieren, wenn DU schonmal dort bist. So läuft es mit Gewohnheiten. Es dauert eine Weile, bis sie etabliert sind, aber wenn es einmal so weit ist, fühlen sie sich ganz natürlich an. Dann ist es auch verschmerzbar, wenn du einmal von deiner Routine abweichst. Nur am Anfang ist es wichtig, um den ausgetretenen Pfad zu verlassen und einen neuen einzuschlagen, ihm konsequent und regelmäßig zu folgen.

Die Gewohnheit besteht nun nicht darin, zu allem Nein zu sagen, wie ich es getan habe. Sondern innezuhalten, auf unser Bauchgefühl zu hören und uns zunächst die Frage zu beantworten, ob das, worum wir gebeten werden, unserem Weg entspricht, ob es uns weiterbringt oder nicht, und uns dementsprechend zu verhalten. Dadurch schaffen wir uns einen Freiraum. Den Freiraum, den wir brauchen, um wir selbst sein zu können.

**Meine Erkenntnis**

Zu lernen, „Nein“ zu sagen, ist ein Akt der Selbstachtung und Selbstfürsorge. Es erlaubt uns, unsere eigenen Grenzen zu respektieren und uns auf das zu konzentrieren, was wirklich wichtig ist, anstatt uns für die Erwartungen anderer zu verausgaben und unsere eigenen Bedürfnisse zu vernachlässigen.

## Wieder anfangen, richtig zu leben

Wenn Menschen sagen, sie wollen das Leben in vollen Zügen genießen, meinen sie damit häufig: Alkohol trinken, feiern, sich mit Freunden treffen, immer unterwegs sein, Hauptsache etwas erleben. Das sind in Wirklichkeit aber häufig Ablenkungen, die uns von uns selbst wegbringen, ähnlich wie Konsum und Social Media. Brauche ich das alles wirklich, um glücklich zu sein? Die durchfeierte Nacht in einem dunklen Club voller Menschen unter Alkoholeinfluss? Der Abend in der Bar, in der ich viel Geld für Getränke lasse, aber aufgrund der Lautstärke kein einziges tiefgründiges Gespräch führen konnte? Der Abend im Kino, wo ich zwar mit zehn Freundinnen unterwegs war, wir aber die meiste Zeit nur nebeneinander vor einem großen Screen saßen, anstatt uns miteinander auszutauschen.

Wenn es darum geht, was im Leben wichtig ist, solltest du dir die Frage stellen: Gibt oder nimmt es mir Energie? Manche Dinge machen zwar kurzfristig Spaß, saugen aber eher Energie ab. Dazu gehört zum Beispiel, in eine Bar zu gehen und Alkohol zu trinken. Du fühlst dich einen Moment gut, aber hinterher schläfst du schlecht oder hast sogar einen Kater. Das Gleiche gilt für andere Aktivitäten, die wir als entspannend empfinden, wie die Abende vor dem Bildschirm, um uns Videospielen oder Netflix hinzugeben. Langfristig entziehen uns all diese Dinge Energie. Körperliche und geistige Aktivität, Kreativität und Aufenthalte in der Natur geben uns demgegenüber Energie. Es bringt uns in den Flow.

Wieso Leute in die Berge fahren, war mir früher ein absolutes Rätsel. Heute findet mein Leben hauptsächlich draußen statt. Nicht am Handy. Vor kurzem war ich auf Sansibar im Urlaub. Wir machten dort eine Führung durch den Regenwald. Unser Guide erklärte uns, wie eng in der Natur alles miteinander zusammenhängt. Ich empfand noch nie in meinem Leben so viel Ehrfurcht vor der Natur und war fasziniert davon, wie dort die Menschen im Einklang mit der Natur leben. Inzwischen versuche auch ich das für mich umzusetzen. Ich gehe täglich auf lange Spaziergänge mit meinem Hund, fahre Fahrrad und besteige Berge.

Früher hatte ich andere Prioritäten: Ich wollte mit den anderen mithalten. Befand mich in einem ständigen Wettbewerb mit allen um mich herum und vor allem mit mir selbst. Allen ging es (scheinbar) ausnahmslos gut, niemand hatte Depressionen, jeder verdiente viel Geld und ernährte sich vorbildlich. Ich strebte nur danach, auch so ein „perfektes" Leben zu haben, mit dem „perfekten" Job, einem sehr guten Verdienst, tollen Reisen und vielen „wichtigen" Bekannten. Ich trieb Sport und achtete auf meine Ernährung für eine perfekte Figur und einen fitten, leistungsstarken Körper. Und auch, wenn ich mich schon gut ernährte, wusste doch immer noch irgendeine Person einen super wichtigen Tipp, den ich anschließend natürlich unbedingt ausprobieren musste. So verzichtete ich zunächst vollständig auf Zucker, dann auch Nudeln und zum Schluss überhaupt auf sämtliche Kohlenhydrate. In

Sachen Ernährung ständig auf andere zu hören, ist der beste Weg, um in einen krankhaften Mechanismus zu rutschen. Du spürst nicht mehr, was dir selbst guttut, sondern setzt immer nur den neuesten Trend um.

Das alles hat sich heute von Grund auf geändert. Ich eifere nichts und niemandem mehr hinterher, der mir nicht guttut. Ich definiere mein Glück nicht mehr über den finanziellen Erfolg oder darüber, was andere für perfekt und richtig halten. Oder darüber, etwas Bestimmtes zu erreichen. Glücklich und richtig zu leben, bedeutet heute für mich, im Moment anzukommen, ihn zu spüren und genießen zu können, anstatt stets dem next big thing hinterherzurennen.

**Meine Erkenntnis**

Wieder richtig zu leben bedeutet, sich auf das Wesentliche zu konzentrieren und bewusste Entscheidungen zu treffen, die uns Energie geben. Statt oberflächliche Ablenkungen zu suchen und gesellschaftlichen Erwartungen zu entsprechen, sollten wir uns auf Dinge fokussieren, die im Einklang mit unserer Natur stehen und unser persönliches Wohlbefinden steigern.

# Lass dich von anderen nicht zurückhalten

Jeder, der im Leben weit gekommen ist, wird dir bestätigen, dass es wichtig ist, deine Ideen zu verwirklichen und auch einmal etwas zu wagen. Es kann nicht mehr als schiefgehen. Selbst wenn das so ist, stehst du wieder auf und fängst nochmal von vorne an. Eine gute Freundin hat schon länger den Gedanken im Kopf, zu kündigen und eine eigene Geschäftsidee zu verwirklichen. Das zog sich eine ganze Weile hin und man merkte ihr bereits an, wie viel Energie sie ihr bisheriger Job kostete. Indem sie etwas tat, was sie nicht glücklich machte, nahm ihre Energie immer weiter ab. Erst als ich sie ermutigte, brachte sie den Mut auf, zu kündigen und ihre Geschäftsidee in die Tat umzusetzen.

Seit ich 18 Jahre alt war, wollte ich in dieser Wohnung direkt am See leben, in der ich heute wohne. Vor ein paar Jahren wurde eine andere Wohnung etwas weiter abseits frei. Ohne zu überlegen, zog ich in den Ort und in dieses Haus, obwohl es bedeutete, beruflich viel mehr Aufwand auf mich zu nehmen, und auch wenn es nicht genau meine Traumwohnung war. Ich schrieb den Vermieter an, ob es möglich wäre, an eine der anderen Wohnungen vorne am See zu kommen. Dieser meinte, es sei extrem unwahrscheinlich, dass in den nächsten zehn Jahren eine Wohnung direkt am See frei werde. Davon ließ ich mich nicht entmutigen und sprach alle Nachbarn im Gebäude an. Ich bot ihnen an, die Wohnungen zu tauschen. Meine ehemalige

Wohnung, die etwas weiter hinten liegt, ist größer, also besaß ich zumindest ein Argument. Die meisten lehnten ab, doch eine Nachbarin meinte, sie hätte noch zwei weitere Wohnungen und bräuchte diese überhaupt nicht. Wenn ich sie so sehr möchte, könnte ich sie haben. Es war für sie okay, auszuziehen. Innerhalb einer Woche zog ich zusammen mit einer Freundin um – in die Wohnung direkt am See, von der ich, seitdem ich 18 Jahre alt war, geträumt hatte. Viele Leute in meinem Umfeld fanden das peinlich. Sie wären nie zu den Nachbarn hingegangen, um zu fragen, ob sie ihre Wohnung haben können. Hätte ich vielleicht auch so gedacht, hätte ich diese Wohnung nicht bekommen.

Lass dich also nie von anderen Menschen zurückhalten, egal, wie nahe sie dir stehen oder wie lange du sie schon kennst. Nicht alle von ihnen bleiben ewig in unserem Leben und begleiten unseren Weg. Ich versuche nicht mehr, etwas festzuhalten. Oder genauer, mich an etwas festzuhalten, nur weil ich es bisher so gemacht habe. Dadurch sind meine Freundschaften viel gesünder. Die Menschen, die in meinem Leben bleiben, sind die, bei denen es sich gut anfühlt, ohne dass jemand klammert. Manchmal dagegen müssen wir selbst weitergehen, was bedeuten kann, einige Menschen zurückzulassen, weil sie unseren Weg nicht begleiten können oder wollen. Auch das ist okay. Wir ziehen die Menschen in unser Leben, die unsere Haltungen und Werte spiegeln.

Auf unser Bauchgefühl zu hören und unseren eigenen Weg zu gehen, kann auch bedeuten, Menschen anzustoßen, die uns nahestehen. Es trotzdem zu tun, kann bedeuten, mehr Luft zum Atmen zu haben, was dich in deiner Entscheidung nur bestärken wird. Ängste, auch die Ängste und die Zurückhaltung der anderen, nehmen uns dagegen diese Luft. Wir fühlen uns ihnen verpflichtet. So erging es mir früher sehr stark – ich richtete meine Entscheidungen nach der Meinung der anderen. Ich wollte nicht auffallen. Diese Verpflichtung anderen gegenüber abzulegen, verschafft uns eine große Leichtigkeit. Es sind Verpflichtungen, die uns nicht weiterhelfen, sondern eher zurückhalten.

Während ich dieses Buch schrieb, kündigte ich es auf Instagram bereits an. Ein guter Freund besuchte mich in der Zeit und gab mir den Rat, doch lieber meinen Namen aus dem Buch herauszunehmen. Er meinte, dass es für meine Außenwirkung, für mein Image, schädlich wäre, Depressionen mit mir zu verbinden. Meine Antwort darauf war, dass es mir ja genau darum ginge, zu enttabuisieren. Er kam damit überhaupt nicht klar, dass ich eine Vergangenheit habe, die er erstens nicht kannte und die zweitens aus seiner Sicht problematisch war. Wenn er sich deshalb von mir distanziert und aus meinem Leben zurückzieht, macht mir das heute keinen Stress mehr.

All das gehört zu mir und natürlich steht mein Name auf diesem Buch. Durch die Ankündigung bekam ich aber auch andere Reaktionen. So teilten mir viele meiner Bekannten mit, dass sie es toll finden, dass ich meine Geschichte so offen teile. Einer von ihnen, der selbst ein erfolgreicher Banker ist, öffnete sich mir per

Instagram und erzählte, dass auch er vor sechs Jahren unter schweren Depressionen litt. Er fand es toll und wichtig, dass ich dieses Buch schreibe. Er verstand, wie wichtig, es ist, dass andere Unterstützung bekommen, nicht auch dieses Schicksal erleben zu müssen. Das aber geht nur, wenn andere den Mut aufbringen, sich zu öffnen, sich verletzlich zu zeigen und damit Wege und Strategien aufzuzeigen, mit denen es gar nicht erst so weit kommen muss, wie es bei ihm oder mir der Fall war.

Unterschiedliche Menschen bewerten das, was wir tun, völlig verschieden, manchmal auch gegensätzlich, wie meine verschiedenen Bekannten in Bezug auf das Buch. Deshalb dürfen wir uns von anderen nicht davon abhalten lassen, einen für uns wie für sie neuen, ungewohnten oder vielleicht unüblichen Weg einzuschlagen. Sie urteilen aus ihrem Blickwinkel heraus. Nicht aus unserem. Ich habe mich entschieden, einen Weg ohne Masken und Geheimnisse zu gehen. Ich will offen mit meinen Themen umgehen, auch wenn es Tabuthemen sind. Das verschafft mir eine Leichtigkeit, die ich vorher nicht kannte.

Ein weiterer Vorwurf aus meinem Umfeld zu diesem Buch lautete: Du bist doch erst 24, du hast doch noch gar nichts erlebt! Ich dachte: Recht haben sie. Ich sollte es auf später verschieben, wenn ich älter bin, erfolgreicher. Als krönenden Abschluss meiner Karriere, um dann meine Weisheiten mit der Welt zu teilen.

Doch was ist dann mit denjenigen, die schon jetzt eine schwierige Phase in ihrem Leben durchmachen?

Was ist mit denjenigen, denen ich mit meinem Buch vielleicht dabei helfen kann, nicht selbst in eine Depression zu rutschen. Oder zumindest nicht so tief wie ich? Wenn ich mit diesem Buch auch nur einem Menschen helfen kann, von meinem Leid verschont zu bleiben, hat es sich gelohnt. Also entschied ich mich dazu, dieses Buch zu schreiben – komme, was wolle. Schließlich kann ich als junge Frau andere junge Menschen viel besser erreichen als manch anderer, der sonst Bücher über Depressionen und mentale Gesundheit schreiben würde. Keiner von ihnen teilt meine Erfahrungen, genauso wie ich die ihren nicht erlebt habe. Keiner von denen ist mit Instagram, TikTok und Netflix aufgewachsen.

Aber alle jungen Menschen da draußen, die so wie ich geistig, psychisch oder emotional leiden – sie alle machen zumindest in gewisser Hinsicht ähnliche Erfahrungen und sie brauchen ein Buch von jemandem, der sie versteht.

Ratschläge von anderen sind gut und schön. Ich wertschätze es sehr, Menschen um mich zu haben, mit denen ich über meine Pläne sprechen kann. Ich nehme sie auch gerne an und denke sie durch. Dann aber filtere ich diese Ratschläge. Denn Menschen erteilen einen Rat immer aus ihrem eigenen Blickwinkel heraus. Es bedeutet nichts anderes als: „Ich hätte an deiner Stelle. . ." etwas anders gemacht oder gar nicht erst getan. Niemand aber kann sich aber wirklich in einen anderen hineinversetzen, dass er das tatsächlich beurteilen könnte. Sie sagten mir mit ihrer Kritik lediglich:

„Ich hätte in deinem Alter noch nicht genug Lebenserfahrung gehabt, um daraus ein Buch zu machen." Wir neigen dazu, anderen das, was wir selbst nicht können, genauso wenig zuzutrauen.

Immer wieder lassen wir uns durch andere von Dingen abhalten, die wir aus unserem tiefsten Inneren tun wollen. Sowohl bei meinen Bildern, die ich male, seitdem ich mich selbst akzeptiert habe und meinen Bedürfnissen und meiner Intuition folge, als auch bei diesem Buch hätte ich denken können, dass die anderen recht haben. Es bleiben lassen, obwohl ich es unbedingt tun wollte. Das, was ich dir mitteilen will, hat nichts mit meinem Alter zu tun. Deshalb schreibe ich dieses Buch hier und heute. Alter ist davon abgesehen auch nur eine Zahl, die Anzahl der Jahre, die du gelebt hast. Man kann sie mit einem ruhigen, geradlinig verlaufenden Leben füllen oder mit vielen Höhen und Tiefen, die zwar schwieriger zu durchleben sind, aber auch mehr Erkenntnisse liefern, wenn man bereit ist, sie zu reflektieren.

Höre nicht auf die Stimmen von Leuten, die keine Ahnung von deinem Leben haben. Wenn du etwas weiterzugeben hast, oder etwas tun willst, das aus deinem Herzen kommt, dann tu es. Ratschläge kommen aus allen Richtungen auf uns zu, viele davon sogar ungebeten. Du kannst sie dir anhören, aber lass sie durch den Filter laufen. Überdenke, ob sie wirklich auf Erfahrungswerten beruhen oder ob angeführte Gründe überhaupt aufwiegen, was du erreichen willst. Das gilt auch für Menschen, die dir nahestehen. Frag dich also:

Kann derjenige die Sache überhaupt beurteilen? Besitzt er oder sie die nötige Expertise und Erfahrung? So kannst du filtern, welche Ratschläge du an dich heranlässt und welche davon lediglich die Meinung des anderen widerspiegeln, dich aber nicht weiterbringen.

Du kannst differenzieren zwischen dem Menschen, der dir vielleicht viel bedeutet, und seiner Meinung, die für dich nur Bedeutung erlangt, wenn er eine Expertise in dem besitzt, in dem er dir einen Ratschlag erteilt. Den Ratschlag einer nahestehenden Person zurückzuweisen, ist nicht ganz einfach. Tatsächlich ist es aber nicht die Person selbst, die du zurückweist. Du kannst sehr wohl wertschätzen, dass sie dir diesen Ratschlag erteilt. Du weist nur ihre Meinung ab, wenn du feststellst, dass sie keine Expertise besitzt. Dann kannst du beschließen: Ich mache das jetzt trotzdem.

**Meine Erkenntnis**

Vertraue auf dich selbst und lasse dich nicht von anderen aufhalten. Ratschläge sind gut, aber filtere sie sorgfältig. Du entscheidest, was du tust, basierend auf deinem inneren Kompass und deinen Überlegungen.

## Die kleinen Dinge wertschätzen

Als ich etwa in der vierten Klasse war, fragte mein Onkel mich, ob ich denn höre, wie die Vögel zwitschern und fühle, wie die Sonne meine Haut erwärmt. Dafür hatte ich damals überhaupt keinen Sinn. Ich verstand es nicht. Trotzdem blieb mir diese Frage immer im Gedächtnis.

Nimmst du wirklich wahr, was gerade um dich herum passiert? Im Hier und Jetzt? Welche Wirkung hat dieses Außen auf dich? Nimm deine Umwelt mit allen Sinnen einmal bewusst in dich auf: Was siehst du gerade? Was hörst du? Wie riecht die Luft in dem Raum, in dem du dich gerade befindest? Gibt es vielleicht ein offenes Fenster und einen Luftzug, der deine Haut berührt? Wie fühlt sich der Teppichboden unter deinen Füßen an oder der Stuhl, auf dem du gerade sitzt? Kratzt du dich gerade im Gesicht oder reibst dir die Augen? Auch das nimmst du mit deinen Sinnen wahr. Vor allem in der Natur reagieren alle unsere Sinne, deswegen kommt uns ein Waldspaziergang oder ein Nachmittag am Strand so erholsam vor. Denn sich über seine Sinne der Situation bewusst zu werden und ihnen zu folgen, kann uns helfen, unser Bewusstsein ins Hier und Jetzt zu bringen.

Die meisten Menschen folgen jedoch ständig entweder ihrem eigenen Kopfkino oder irgendwelchen Ablenkungen. Sie schauen auf ihr Smartphone. Egal, wohin du siehst, sitzen Menschen mit ihrem Smartphone, Tablet, E-Reader oder sonstigen Geräten. Sie lesen, schauen Videos und schreiben Nachrichten. Sie sind zwar körperlich anwesend, aber ihre Aufmerksamkeit ist woanders. Sie schmecken nicht ihr Essen im Restaurant, sie nehmen nicht wahr, welche Blumen auf dem Tisch stehen. Die Sinne auf das Außen zu lenken, holt uns aus diesen negativen Gedanken in unserem Kopf und aus den negativen Gefühlen heraus. Sehen, Hören, Riechen, Schmecken und Erfühlen vertreiben schlechte Gefühle und Ängste. Indem du dich ausschließlich darauf konzentrierst, was im Hier und Jetzt geschieht.

Wenn du deine Sinne bewusst auf die Einzelheiten um dich herum lenkst und dadurch bewusst wahrnimmst, wirst du beginnen, sie wertschätzen zu lernen. Anstatt sie weiterhin als selbstverständlich oder gegeben hinzunehmen und zu ignorieren. Diese Wertschätzung für die kleinen Details unseres Lebens ist heilsam, wenn du in einer schwierigen Phase steckst. Denn Wertschätzung und die Aufmerksamkeit dafür, wie viel Leben um uns herum passiert, gehen Hand in Hand. Wertschätzung für das Essen vor dir auf dem Tisch, Wertschätzung für das Erlebnis, im Wald zu stehen, den weichen Boden unter den Füßen zu spüren und die Vögel zwitschern zu hören.

Derartige Wertschätzung für die kleinsten, scheinbar selbstverständlichen Sachen saugt die negativen Gedanken in dir auf wie ein Schwamm. Denn das Leben um dich herum ist immer da. Du musst es dir weder erarbeiten noch etwas dafür tun. Du musst lediglich deine Sinne öffnen und deine Umgebung aufmerksam wahrnehmen. Sicher nimmt es den Schmerz nicht komplett, wenn du gerade in einer schweren Lebenssituation bist. Aber es bringt dich auf den Weg, den Schmerz heilen zu können. Je mehr du den kleinen Dinge im Leben Wertschätzung schenkst, desto weiter schreitest du auf dem Weg der Heilung voran. Sobald du den Moment und deine Umwelt mit allen Sinnen bewusst wahrnimmst, schaffst du einen Ausgleich in deinem Kopf zu den Gedanken, die dich runterziehen.

**Meine Erkenntnis**

Schätze die kleinen Dinge im Leben wert, denn sie können dir in schweren Zeiten Trost und Heilung bringen.

# Dankbarkeit

Durch Aufmerksamkeit für die Situation und das Leben um dich herum gelangst du also zu Wertschätzung, die dem Frust, der Trauer oder der Wut in dir Einhalt gebieten kann. Der nächste Schritt in dieser Entwicklung lautet Dankbarkeit. Du kommst im Moment an, empfindest die Schönheit des Moments und die Erfüllung dadurch. Wertschätzung und Aufmerksamkeit vertreiben negative Emotionen, Dankbarkeit schafft positive.

Dankbarkeit hilft auch, den Blick für das Wesentliche zu schulen. Sie beseitigt die Leere, die wir ständig durch Konsumartikel füllen müssen. Wir nehmen das wahr, was wirklich wichtig und kostbar ist, und kultivieren positive Emotionen für diese Aspekte und Augenblicke. Gleichzeitig werden destruktive und negative Gedanken verdrängt. In den Zustand von Dankbarkeit zu wechseln, hat eine weitreichende Auswirkung auf unsere Gedanken.

Es gibt aber auch falsch verstandene Dankbarkeit. Wenn du unzufrieden im Job bist, kannst du dich mit dem Gedanken zwar aufmuntern, dass andere arbeitslos sind und es ihnen noch schlechter geht als dir – immerhin hast du einen Job. Das hat aber nichts mit empfundener Dankbarkeit zu tun, denn du bist schließlich immer noch unzufrieden mit deinem Job.

„Anderen geht es schlechter",

ist ein negativer Gedanke und damit ein Gedanke an Mangel. Dankbarkeit ist das genaue Gegenteil davon, nämlich ein Wahrnehmen der Fülle, in der wir leben, sowie all der Segnungen, die uns umgeben. Dankbarkeit ist kein rationaler Gedanke, der sich analysieren lässt. Es ist ein Gefühl. Du kannst sie spüren. In diesem Moment lässt du die Negativität los und ersetzt sie durch Fülle.

Auch wenn du es vielleicht aktuell nicht siehst, verfügt dein Leben über jede Menge Fülle. Die Vergleiche mit anderen haben dir nur weisgemacht, du bräuchtest noch irgendetwas, um vollkommen zu sein, doch das stimmt nicht. Wir können in jedem Moment einen Mangel empfinden. Sei es bei uns selbst oder in der Welt da draußen. Etwas, das uns fehlt, das wir brauchen, aber nicht haben, etwas, das uns unzufrieden macht und Probleme bereitet. Elend, Armut, Gewalt, Zerstörung sind in jedem Moment gegenwärtig. Wenn ich aber den Fokus auf die Dankbarkeit lege, verstehe ich, dass trotz dieses offensichtlichen Mangels von allem genug da ist. Ich kann meine Energie also stattdessen auf diese Fülle lenken, die auch in jedem Moment vorhanden ist, und damit auf die positiven Emotionen.

Das bringt uns aus der Spirale heraus, den Mangel in uns stets aufs Neue zu reproduzieren. Umgekehrt verstärkt es sich ebenso: Sobald wir Fülle und Dankbarkeit empfinden, erzeugen wir weitere Fülle und Dankbarkeit. Genauso wie es in den meisten Fällen zurückkommt, wenn man eine fremde Person anlächelt, kommt auch Dankbarkeit zurück. Die Energie, die ich ausstrahle, kommt auch auf mich zurück. Dankbarkeit ist eine sehr machtvolle Energie, die ich überall und jederzeit anwenden kann, egal, in welcher Situation und egal, wie es mir gerade geht.

**Meine Erkenntnis**

Indem du bewusst auf das Leben um dich herum achtest und es wertschätzt, vertreibst du negative Gefühle. Durch Dankbarkeit schaffst du positive Emotionen und öffnest dich für die Fülle des Lebens.

## Stell dich der Leere in dir

Wir kaufen, wir konsumieren, wir suchen nach der Erfüllung im Leben. Viele Menschen versuchen, ihre Leere ständig irgendwie auszufüllen. Sie konsumieren immer weiter und streben ständig danach, irgendwelche äußeren Bedürfnisse zu erfüllen.

**Stopp.**

Du weißt bereits, dass das so nicht funktioniert. Du kannst deine innere Leere nicht durch Konsum stopfen. Weder durch Kleidung noch Taschen noch Reisen noch durch tausende Likes und immer mehr Reichweite auf Social Media noch durch Alkohol oder Drogen. All das lenkt dich höchstens von deiner inneren Leere ab, sodass du immer weiter und weiter suchen und nie zur Ruhe kommst, geschweige denn, bei dir ankommst. Es gibt immer noch etwas Besseres, Neueres, das nächste Reel, das du noch sehen willst, noch dieses eine Paar Schuhe, das du noch nicht hast, die eine Nachricht, die du noch beantworten willst – immer wieder eine neue Fluchtmöglichkeit. Das Hamsterrad dreht und dreht sich. Doch wenn du dieses Hamsterrad anhältst und aussteigst, bleibt zunächst nur eines übrig: die Leere. Diese Leere macht vielen Menschen Angst, denn niemand hat uns je gesagt, wie wir mit Leere umgehen sollen.

Dabei kann es durchaus heilsam sein, sich von Zeit zu Zeit leer zu fühlen und in uns hineinzuhorchen. Was wir dort wahrnehmen, sind wir selbst. Nichts, wovor wir Angst haben müssen. Wir denken, sobald wir mit dem Konsum und den Ablenkungen aufhören, überrennt uns die Leere. Doch sie begleitet uns ohnehin an jedem Tag. Wir überdecken sie lediglich, während wir uns mit Dingen und Konsum betäuben oder ablenken. Sie ist ständig da und irgendwann holt sie uns immer wieder ein. Bis wir uns ihr stellen. Um sie dann zu füllen – indem wir wahre Erfüllung suchen.

Wenn ich all die Ablenkungen beseitige, schalte ich den ständigen Lärm ab, der in meinem Leben herrscht. Was übrig bleibt, ist erst einmal Stille. Erst aus dieser Stille heraus kann ich überhaupt meine Intuition wahrnehmen, die mich dann auf die Dinge aufmerksam macht, die wahre Erfüllung versprechen können. Hätte ich mich nicht dieser inneren Leere gestellt, die dann zur Stille wird, wenn wir sie lange genug beobachtet haben und die ganzen Gefühle einmal gefühlt wurden, die wir so lange unterdrückt haben, dann hätte ich weder angefangen Bilder zu malen noch dieses Buch geschrieben oder Berge wie das Matterhorn bestiegen. Erst als ich mir wirklich erlaubt habe, auf meine innere Stimme zu hören, konnte ich herausfinden, was mich wirklich erfüllt. Erst dann konnte ich mich lösen von den äußeren Einflüssen und Erwartungen und auf meine innere Stimme hören.

Warum aber bereitet es uns solche Angst, mit uns selbst konfrontiert zu sein? Einerseits ist es anstrengend aus der Komfortzone herauszutreten, die Ablenkungen sein zu lassen und sich wirklich damit zu beschäftigen, wo wir stehen und wo wir hinwollen. Andererseits erfordert es den Mut, zu uns selbst zu stehen. Doch diese Leere gibt dir auch den Raum, zu dir zu finden und zu überlegen, womit du deine Zeit füllen willst. Was dich wirklich erfüllt. Und anschließend zu überprüfen, ob du noch auf dem richtigen Weg dafür bist oder ob du eine Kurskorrektur vornehmen solltest. Anstatt dich weiter treiben zu lassen und dem Leben zu folgen, das andere für dich vorleben. Denn dann wirst du auf dem Sterbebett nur an all jene Momente denken, die du bereust, oder Sachen, die du nicht getan hast, anstatt dich an erfüllte und glückliche Momente zu erinnern.

Als mein Vater starb, war ich zwölf Jahre alt. Vor seinem Tod hatten wir intensive Gespräche, an die ich mich erinnere, als wäre es gestern. Einmal fragte ich ihn, ob er etwas in seinem Leben anders machen würde oder bereute. Er sagte, dass es da schon etwas gäbe. Erstens hätte er mehr Zeit mit den Menschen verbringen sollen, die ihm wichtig sind, vor allem mit uns, seiner Familie. Zweitens hätte er gern einen anderen Job gehabt. Mein Vater liebte Oldtimer. Es war ein Hobby von ihm, alte Autos zu restaurieren. Ein Hobby, mit dem er viel Zeit verbrachte und in das er viel Herzblut steckte. Aus diesem Hobby einen Beruf zu machen, hätte ihn erfüllt. Und es gab auch noch einen weiteren Lebenstraum, den er nicht verwirklicht hatte. Er wollte unbedingt einmal die Route 66 fahren. Davon erzählte ich meiner Oma, wir beschlossen, ihm diese Reise zum Geburtstag zu schenken. Leider kam es nicht mehr dazu, denn er war bald darauf bereits sehr schwach und konnte nicht mehr verreisen. Auf seinen Grabstein ließen wir einen Oldtimer einmeißeln.

Bei mir haben diese Gespräche und unerfüllten Wünsche meines Vaters etwas ausgelöst. Meine größte Angst ist die, in meinem Leben nicht das zu verwirklichen, was ich in mir fühle. Ich habe keine Angst vor dem Leben. Sondern ich habe Angst, nicht zu leben, nicht das auszuleben, was mich glücklich macht. Als ich 17 war, besuchte ich mit meinem Freund zusammen die Route 66. Es hat mich unglaublich berührt, die Straße entlangzufahren, die mein Vater so gerne gefahren wäre.

Als ich an meinem größten Tiefpunkt war und als ich langsam wieder Licht am Ende des Tunnels sah, erstellte ich eine Liste. Auf dieser Liste notierte ich all das, was ich in meinem Leben unbedingt machen und erlebt haben will. Das, was mir am Herzen liegt. Darauf standen unter anderem Länder, die ich besuchen und Jobs, die ich machen wollte, denn die Vorstellung, ein Leben lang der immer gleichen Arbeit nachzugehen, fand ich grauenhaft. Diese Liste habe ich auf meinem Smartphone. Auf dieser Liste stehen auch die Aussichtspunkte, die ich in der Schweiz gesehen haben möchte und die Berge, die ich noch besteigen will. Denn die Schönheit der Natur und Landschaft erfüllt mich. Sie gleicht mich aus und hilft mir, mich selbst zu spüren, und meinem Geist, zur Ruhe kommen zu lassen, sodass ich mich wieder auf das konzentrieren kann, was für mich zählt. Das gibt mir unendlich viel, ohne dass ich dafür etwas tun oder kaufen muss.

Doch um an diesen Punkt zu kommen, musste ich zunächst die Leere in mir zulassen und von dem Konsum- und Erfolgswahn runterkommen wie von einem schlechten Drogentrip. Wenn du den Mut aufbringst, dich der Leere in dir zu stellen, wirst du endlich zu dir selbst finden und zu dem, was dich erfüllt. Du wirst Ablenkungen als solche erkennen und negative Gewohnheiten beginnen, abzulegen, und dein Leben neu ausrichten können. Vor allem aber wirst du zur Ruhe kommen und dem Krieg in dir ein Ende setzen.

**Meine Erkenntnis**

Die Jagd nach äußerem Erfolg und Ablenkung kann die innere Leere nicht füllen. Erst der Mut, sich dieser Leere zu stellen und sich selbst zu entdecken, bringt uns schließlich wahre Erfüllung.

## Mit der Natur in Einklang kommen

Wenn wir Stress oder Druck in uns spüren oder eine Down-Phase uns zu schaffen macht, kann uns die Natur in vielen Fällen heilen.

Für mich gibt es mehrere Ebenen dabei, mit der Natur in Einklang zu kommen. Wenn wir krank sind, zum Beispiel Kopfschmerzen uns zusetzen, gibt es viele Kräuter und Naturheilmittel, die uns helfen können – wir müssen nicht sofort eine Tablette schlucken, wenn etwas zwickt. Wenn wir uns in der Natur bewegen, wachsen dort viele Pflanzen, die uns guttun.

Doch auch der bloße Aufenthalt in der Natur ist heilsam für Körper und Geist. Die Natur wirkt ausgleichend auf unseren Organismus. Barfuß laufen erdet extrem. Das hat nichts mit Esoterik zu tun. Es ist ein großer Unterschied, ob du barfuß oder mit Gummisohlen durch den Wald gehst. Der Grund dafür wurde wissenschaftlich untersucht: Die Erde trägt eine negative Ladung, die maßgeblich durch solare Aktivitäten, wie Sonnenstürme und die Ionosphäre, beeinflusst wird. Im Kontrast dazu neigt unser Körper dazu, sich im Laufe des Tages positiv statisch aufzuladen, was zur Bildung freier Radikale (ROS) führt, die den Stoffwechsel belasten. Während der nächtlichen Regenerationsphase wird dieser oxidative Stress wieder reduziert.

Mit den negativen Ladungen der Erdoberfläche in Kontakt zu kommen, könnte von vornherein helfen, diesem Prozess entgegenzuwirken. Wenn wir allerdings

Gummisohlen und Socken tragen, stellen wir keine direkte Verbindung zur Erde her, sodass dieser natürliche Mechanismus dann nicht wirksam ist.

Wie hast du dich gefühlt, als du das letzte Mal in der Natur warst? War es ein Wald? Eine Wiese? Oder vielleicht ein Berg, ein See oder das Meer? Welche Empfindungen, Eindrücke, Gerüche kommen dir in den Sinn, wenn du daran denkst, wie deine Füße durch das Gras laufen, die Vögel singen, du die Blumen um dich herum wahrnimmst?

Wenn es dir so ging wie mir, hast du dich nach dem Aufenthalt in der Natur besser gefühlt. Wie auch immer du dich vorher fühltest, danach fühltest du dich besser. Vielleicht ist es so lang her, dass du dich nicht mehr daran erinnern kannst. Geh raus und spüre, was mit dir passiert, wenn du dich in der Natur aufhältst. Wenn du kannst, such einen Wald oder einen Fluss oder See auf oder steig auf einen Berg. Dort ist die Heilkraft der Natur am stärksten. Aber auch, wenn du nur einen Park oder einen Feldweg findest, kannst du die Heilkraft der Natur spüren.

**Meine Erkenntnis**

In der Natur finden wir nicht nur Heilung für körperliche Beschwerden, sondern auch seelischen Trost und Ausgleich für den Stress des Alltags.

## Hör auf, deine Zeit zu verschwenden

Wenn du die Leere zulässt, vor der du schon seit geraumer Zeit wegläufst, dann kannst du sie mit sinnvollen Dingen füllen. Du kannst die Bücher lesen, die du schon immer lesen wolltest. Du kannst endlich die Sprache lernen, die du in der Schule teilweise kennengelernt hast, aber eigentlich immer perfektionieren wolltest. Du kannst eine Sportart oder eine künstlerische Fähigkeit erlernen, die dich schon lange interessiert.

Nicht jeder Mensch weiß jedoch auf Anhieb, was er in seinem Leben tun will oder was ihn erfüllen könnte. Oder wo er anfangen sollte. Manchmal haben wir unseren Geist so mit äußerlichen Dingen zugeschüttet, dass es uns schwerfällt, auf unsere echten inneren Wünsche zuzugreifen. Wenn das auch auf dich zutrifft, kannst du dich dem schrittweise nähern. Nimm dir die Zeit, lass die Leere zu und schreib das auf, was dir in den Sinn kommt. So entsteht mit der Zeit eine Liste, die sich wahrscheinlich stetig verändert, die aber immer mehr Details enthält, wie das Leben nach deinen Vorstellungen und Wünschen aussieht.

Der darauffolgende Schritt von der Liste raus in die Realität ist der entscheidende und auch der schwerste. Doch du bist dabei nicht allein. Und kommst du einmal nicht weiter, solltest du dir Hilfe suchen, sei es bei einem Coach, einem Therapeuten oder sonstige ärztliche Unterstützung oder Beratung. Wenn es uns schlecht geht, haben wir oft das Gefühl, dass wir der einzige Mensch sind, der von derartigen Gefühlen betroffen ist.

In Wirklichkeit gibt es aber viele, denen es genauso geht und die damit kämpfen, sich auf das Wesentliche im Leben zu konzentrieren und nicht auf die vielen Ablenkungen hereinzufallen. Sei deshalb auch nicht zu streng mit dir. Es wird dir immer mal wieder passieren, dass du eine Weile in eine Ablenkung hineinrutschst. Auch das geht jedem so. Es ist nicht weiter schlimm, solange es nicht zum Dauerzustand wird. Wenn du dich unwohl fühlst und du spürst, dass deine Unzufriedenheit wächst, ist es Zeit, in dich zu gehen und Bilanz zu ziehen.

Um bei sich zu bleiben, ist eine regelmäßige Selbstreflexion unvermeidlich. Sie sollte zu einer festen Angewohnheit für dich werden. Wenn dir die Regelmäßigkeit dabei schwerfällt, weil du im entscheidenden Moment nicht daran denkst oder dein Tag schlicht zu voll für eine Selbstreflexionssession erscheint und du dich am Ende des Tages meist zu schlapp dafür fühlst, habe ich einen einfachen praktischen Tipp für dich: Stell dir fünfmal am Tag einen Wecker, über mehrere Wochen hinweg und jeden Tag zur gleichen Zeit. Der Wecker erinnert dich daran, jetzt sofort aufzuschreiben, wie es dir gerade geht und welche Gedanken dir durch den Kopf gehen. So gewöhnst du dir an, bewusst zu reflektieren, was deinen Alltag bestimmt. Mir hat diese Übung geholfen, aus meinem völlig unbewussten Zustand herauszukommen, in dem ich ständig etwas hinterhergelaufen bin, das nichts mit mir zu tun hatte und durch das ich mich immer schlechter fühlte. Es ist eine stabile Basis, auf der du dein Leben weiter ausbauen und bewusst leben kannst, statt es einfach an dir vorbeirauschen zu lassen. Es ist eine bewusste Entscheidung, die du für dich treffen kannst. Stell dir also den Wecker und übe dich täglich in Fragen der Achtsamkeit, bis sie zur Routine geworden ist.

**Meine Erkenntnis**

Schaffe Raum für Leere und fülle ihn mit sinnvollen Aktivitäten wie Lesen, Sprachenlernen und der Verwirklichung deiner inneren Wünsche. Integriere regelmäßige Selbstreflexion in deinen Alltag, um bewusster zu leben.

## Die Komfort-Zone verlassen

Die Komfortzone ist ein Ort, an dem wir uns eingerichtet haben, der uns nicht fordert. Dort gibt es keine Bewegung, keine Entwicklung. Um aber weiterzukommen, müssen wir unsere Komfortzone verlassen.

Als ich 18 Jahre alt war, rief meine Cousine eines Tages an und meinte, ich sollte doch zu ihr an die Universität kommen und einen Workshop mitmachen. Es sei sehr interessant. Sie ist zehn Jahre älter als ich und stand damals kurz vor dem Abschluss ihres Studiums. Es kostete sie einige Überzeugungsarbeit, aber schließlich ließ ich mich überreden, den Workshop zu besuchen. Bei diesem Workshop ging es darum, auf Englisch zwei Minuten lang über ein zufällig ausgewähltes Bild zu referieren. Ich wäre am liebsten im Boden versunken und war der festen Überzeugung, das nie schaffen zu können. Alle im Raum waren mindestens zehn Jahre älter als ich und mein Englisch war das schlechteste von allen. So dachte ich. Schließlich war ich an der Reihe, trat nach vorn und das Zufallsbild, über das ich sprechen sollte, erschien auf dem Bildschirm. Ich stand also da vorn, begann zu reden, und auf einmal lief es. Im Nachhinein war es überhaupt nicht schlimm, diese zwei Minuten zu referieren. Die Minuten zuvor waren allerdings die Hölle für mich.

Sobald wir uns einmal getraut haben, aus unserer warmen Höhle hinauszutreten, ist jeder weitere Schritt gar nicht mehr so schlimm. Vorher malen wir uns jedoch die Probleme und Schwierigkeiten in leuchtenden

Farben und allen Details aus. In Wahrheit sind das aber nur unsere Unsicherheiten und schlimmsten Befürchtungen, die nur in unserem Kopf existieren. Niemand da draußen wird uns den Kopf abreißen, auch nicht, wenn wir einmal einen Fehler machen. Im Gegenteil, es ist elementar, sich selbst zu erlauben, Fehler machen zu dürfen. Denn daraus lernen wir. Nur diejenigen, die nie ihre Komfortzone verlassen und auf dem heimischen Sofa sitzen bleiben, machen keine Fehler. Die Erfahrung im Workshop hat bewirkt, dass ich keine Angst mehr habe, vor anderen zu sprechen, auch nicht in einer anderen Sprache.

Frag dich stets: Was ist das Schlimmste, das dabei passieren kann? Bei meiner Präsentation in dem englischen Workshop wäre das Schlimmste gewesen, dass ich kein Wort herausbekomme, dass ich anfange zu stottern oder sinnloses Zeug rede. Hätte das im Nachhinein negative Konsequenzen gehabt? Nein. Das Schlimmste, das hätte passieren können, wäre schlicht und einfach gewesen, dass ich die Präsentation nicht halten kann. Dass nichts passiert. Niemand wäre daran gestorben, verletzt oder geächtet worden. Ebenso solltest du dich umgekehrt auch fragen, was denn das Beste wäre, das passieren kann.

Hemmungen und Ängste sind völlig normal, wenn wir uns entscheiden, unsere Komfortzone zu verlassen. Wie aber erkennst du, welche Ängste berechtigt sind und welche nicht? Angst ist eine Reaktion, die uns vor Gefahr warnt und unsere Sinne hellwach hält, damit wir etwas gegen diese Gefahr unternehmen können. Wenn eine tatsächliche Gefahr besteht, ist Angst daher sogar gesund. Sie warnt dich vor dieser Gefahr und verlangt von dir, etwas zu tun. Das ist gesunde Angst. Angst dagegen, die dich lähmt und verhindert, dass du etwas tust, vergrößert die Gefahr sogar noch. Sie führt zu einer Schockstarre, die dich dem ausliefert, wovor du Angst hast. Gesunde Angst dagegen führt dazu, dass du vorsichtig bist und dir die Dinge genau anschaust.

Es gibt noch eine weitere Frage, die du dir in so einer Situation stellen kannst und die dir hilft, die Dinge in die richtige Relation zu rücken: Wird dich das, was du tun willst, in fünf Jahren noch interessieren? Wenn du diese Frage bejahen kannst, solltest du dich in jedem Fall überwinden. Es ist ein positiver Grund, um deine Komfortzone zu verlassen. Du stellst dadurch deine Bedürfnisse und dich selbst in den Mittelpunkt deiner Entscheidungen. Du willst dich weder verletzen noch deine Gesundheit riskieren noch dich ruinieren, indem du deine Komfortzone verlässt. Vorhaben, bei denen du so etwas riskierst, sind wohl eher eine Kurzschlusshandlung. Die Überlegung, wie du in fünf Jahren zu deinem Vorhaben stehen wirst, ist daher wertvoll. Denn abgesehen von diesen essentiell gefährlichen Dingen, existieren alle anderen Gründe, die du dir ausmalst, wahrscheinlich nur in deinem Kopf. Sobald du deine Komfortzone verlassen hast, lösen sie sich in Luft auf. Und schlimmstenfalls funktioniert es eben nicht. Dadurch wirst du auch etwas gewonnen haben, nämlich ein Stück Lebenserfahrung. Du kannst aber nur gewinnen, wenn du deine Komfortzone verlässt.

Kennst du das Lied „Umparken im Kopf“ von FETSUM? Ich finde den Text sehr stark. Er spricht genau davon, sinngemäß sagt er aus, dass man immer die Wahl hat und jeder Moment der Richtige ist, um dich zu entscheiden, frei zu sein.

**Meine Erkenntnis**

Stell dich mutig deiner Angst und verlasse deine Komfortzone. Denn oft sind Ängste nur Einbildungen und das Schlimmste, was geschehen kann, ist, dass du an wertvoller Lebenserfahrung gewinnst.

# Energetisierende Ernährung

Essen war immer ein schwieriges Thema für mich. Wenn es mir schlecht ging, habe ich mich sehr ungesund ernährt. Ich brauchte viel Schokolade und Nutella. Davon wurde mir richtig schlecht und ich beschloss, nie wieder Nutella zu essen. Das hielt meistens bis zum nächsten Tag an. Nutella war für mich ein Grundnahrungsmittel. Ich brauchte jede Woche ein neues Glas. Als ich etwa 15 war, gab ich meinem Bruder alle Nutellagläser. Ich sagte ihm, egal, was ich dir sage, du darfst sie mir auf keinen Fall zurückgeben. Zwei Tage später zog ich alle Register. Ich fing an zu weinen, wurde regelrecht aggressiv. Mein Bruder, der damals zwölf Jahre alt war, blieb zuerst standhaft. Am Ende gab er mir die Gläser aber doch wieder zurück.

Nach meinem Nutella-Exzess folgte eine Phase im anderen Extrem. Ich ernährte mich nur von Gemüse und Huhn und ein wenig Reis. Das war zwar sicher gesünder als die Nutellagläser, aber auch das war einseitig und auf Dauer nicht gesund. Heute ernähre ich mich intuitiv. Ich höre auf meinen Körper. Die Waage habe ich abgeschafft. Ich esse heute auch nicht mehr ausschließlich Gemüse. Lange habe ich mich dazu gezwungen, denn es ist ja schließlich „gesund". Aber gesund bedeutet nun mal nicht ausgewogen und so tat es mir dennoch nicht gut. In dem Fall war es leicht zu erkennen, dass Nutella in solchen Mengen nicht gesund ist, das weiß schließlich jeder. Auch ich wusste das. Aber ich war süchtig. Sobald wir aufhören zu essen, um uns zu ernähren und zu genießen, und versuchen unsere Leere zu füllen, Nervosität und Stress zu betäuben, greifen wir zu ungesunden Lebensmitteln. Manchmal ist es auch das Gefühl der Kontrolle, das uns dazu bringt, eine extreme Ernährungsweise zu pflegen. Wenn das Leben schwierig ist und sich anfühlt, als würde es uns entgleiten, kann uns die Ernährung den Eindruck vermitteln, wenigstens diesen Bereich im Griff zu haben. Das führt aber zu einer regelrechten Ernährungsdoktrin, die dich von den Bedürfnissen deines Körpers entfernt.

Hier verläuft die Trennlinie, an der du erkennen kannst, wann wirklich der reine Appetit oder die Lust auf ein bestimmtes Lebensmittel aus dir spricht, und wann es der Drang ist, deinen Stress zu betäuben, oder eine selbst auferlegte Diät zu befolgen. Fixiere dich nicht darauf, was andere für gesund erklären, sei es im echten Leben oder auf Social Media. Lerne stattdessen auf deinen Körper zu hören.

Ich vertraue darauf, dass mein Körper weiß, was er braucht. Vor allem habe ich das schlechte Gewissen zum Schweigen gebracht, das mir früher in meine Ernährungsentscheidungen hineingeredet hat: „Iss das nicht, das ist ungesund." Dann aß ich es doch, machte mir Vorwürfe und mit der Zeit wurde das Thema Essen mit viel Stress und Schuldgefühlen belastet. Unter diesen Umständen war es schwer, zu erkennen, was mir guttat und was nicht. Heute esse ich, was mir schmeckt, fühle mich vital und bin auch ohne Waage schlanker als früher. Auf den mentalen Stress und die schlechten Gefühle, die meine Ernährung früher bei mir ausgelöst hat, kann ich dankend verzichten.

Auch wenn alle anderen in meiner Umgebung auf etwas schwören, lasse ich es weg, wenn es mir nicht guttut. Proteinshakes sind so ein Beispiel. Ich nahm sie auf Empfehlung meines damaligen Personal Trainers, vertrug sie aber schlecht. Blähungen und Verdauungsprobleme waren die Folge. Also setzte ich sie wieder ab. Nahrungsergänzungsmittel sind ein Riesengeschäft und die Werbung erzählt uns, dass es nicht ohne geht. Dabei sind die meisten mit vielen Zusatzstoffen belastet, die alles andere als gesund sind. Stark verarbeitete Lebensmittel wie Proteinshakes sind selten gesund.

Lerne, zu spüren, wie es dir nach dem Essen geht. Fühlst du dich nach dem anschließend müde oder energiegeladen? Wie ist der Geschmack in deinem Mund? Fühlst du dich angenehm gesättigt oder spürst du ein unangenehmes Völlegefühl? Bekommst du Verdauungsprobleme? Durch solche Empfindungen findest du heraus, welche Lebensmittel dir guttun und welche weniger. Wenn ich einen Teller Pasta esse, fühle ich mich müde, energielos und schwer. Und das, obwohl ich Pasta liebe. Eine italienische Freundin kann dagegen Pasta essen und sprüht vor Energie. Das gleiche Essen, zwei unterschiedliche Menschen, zwei verschiedene Auswirkungen. Herauszufinden, was dir guttut und was nicht, ist eine spannende Reise, die zu deinem Wohlbefinden beitragen wird.

Ganz wichtig: Ernährung ist so individuell wie wir Menschen. Wenn in Büchern oder auf Social Media

Ernährungstipps verbreitet werden, gelten diese vielleicht für einen Durchschnitt, aber nicht für jeden. Außerdem sind sie meistens ohnehin viel zu absolut formuliert. All diese Ernährungsvorschriften nehmen uns die Leichtigkeit und die Fähigkeit, unseren eigenen Körper zu spüren. Die Reaktion unseres Körpers auf die Ernährung ist das Einzige, worauf es wirklich ankommt. Vertraue darauf, dass dein Körper weiß, was er braucht, und lerne, auf seine Signale zu hören.

**Meine Erkenntnis**

Nicht Regeln oder Trends sollten deine Ernährung bestimmen, sondern dein Gefühl und die Reaktion deines Körper auf verschiedene Lebensmittel; höre auf dein Inneres und vertraue darauf, dass dein Körper weiß, was er braucht, um sich vital und gesund zu fühlen.

## Deine Vision formen

Ich besaß lange keine Vorstellungen davon, wie mein Leben aussehen soll, sondern tat entweder das, von dem ich dachte, dass andere es von mir erwarten, oder ich versuchte, irgendwie zu überleben. Heute besitze ich dagegen eine klare Vision von meinem Leben und der Richtung, in die ich mich bewegen will.

An meinem Tiefpunkt, an dem ich beschloss, weiterzuleben, überlegte ich mir, was mir im Leben wirklich wichtig war. Was ich in meinem Leben haben wollte und wie ich das erreiche. Was mich von tiefstem Herzen erfüllte. Dabei stand eine Sache weit oben auf der Liste: das Malen. Ich hatte keine Ahnung vom Malen, aber erinnerte mich daran, wie viel Spaß es mir früher immer gemacht hatte. Also begann ich einfach, nur für mich. Nach einer Weile stellte ich mir vor, wie es wäre, die Bilder nicht nur für mich, sondern auch für potentielle Kunden zu malen. Inzwischen konnte ich bereits zahlreiche Bilder verkaufen. Der nächste Schritt soll eine Vernissage sein. Visionen umzusetzen, ist ein Prozess, der entstehen und sich entwickeln muss. Ich erstelle gerade eine Webseite für meine Bilder und frage im nächsten Schritt bei verschiedenen Ausstellungshäusern an. Irgendetwas wird sich schon ergeben.

Vielleicht nicht gleich bei Sotheby's – aber auch da komme ich irgendwann mit meinen Bildern hin, wenn es das Universum so will. Sobald du in die entsprechende Richtung gehst, wirst du Möglichkeiten und

Menschen begegnen, die dich weiterbringen – das ist die Erfahrung, die ich gemacht habe. Du wirst zur richtigen Zeit am richtigen Ort sein. Dieses Vertrauen ins Leben wächst, solange du dir selbst treu bleibst und immer wieder auf deine Intuition und dein Bauchgefühl hörst. Alles tritt zum richtigen Zeitpunkt ein und die richtigen Menschen am richtigen Ort kommen dann in dein Leben, wenn du sie anziehst. Doch alles beginnt zunächst mit einer Vision.

Mein Leben hat mich aus dem tiefen, schwarzen Loch, in dem ich saß, an diesen Punkt geführt, an dem es mir wieder gut geht und ich es bewusst genießen kann, weil ich weiß, was ich will und was nicht. Wo ich hinwill und wohin nicht. Weil ich meiner Vision folge. Mir meine Ziele vorzustellen, gibt mir Energie und Hoffnung. Das war so beim Malen, das war so, als ich mit diesem Buch anfing, und es ist bei meinem neuen geschäftlichen Vorhaben so, einer Immobilienfirma. Die stärkste Motivation, die wir erfahren können, ist der Glaube daran, etwas zu schaffen. Visualisierung erzeugt eine Energie, die sich auf dich selbst und dein Leben auswirkt und die andere mitreißt. Du kannst alles erreichen, was du visualisieren kannst – daran glaube ich fest.

Unser Gehirn unterscheidet nicht zwischen dem, was in der Realität und was in unserer Vorstellung geschieht, es reagiert auf die gleiche Weise. Durch Visualisierung leben wir bereits in der Realität, die wir uns vorstellen. Wir tun die Dinge, die dem entsprechen, verhalten uns so, interagieren so mit anderen, als wäre das, was wir uns vorstellen, unser Ziel, bereits Realität. Wir beschäftigen uns dadurch positiv mit dem, was wir erreichen wollen, worauf wir hinsteuern.

Ein Bekannter, der Bildhauer ist, sagte mir einmal, er sieht in dem Stück Holz oder dem Stein, den er bearbeitet, bereits die Figur, die daraus entstehen soll, das Tier oder den Engel oder was er gerade bearbeitet. Es ist vor seinem inneren Auge bereits in der Form des Steins angelegt. Seine Aufgabe besteht dann nur noch darin, diese Visualisierung aus dem Stein herauszuarbeiten. Andere dagegen sehen in dem Stein nur einen toten Klotz und wären nicht dazu in der Lage, diese Figur daraus entstehen zu lassen. Das ist die Macht der Visualisierung. In den Steinen oder Holzstücken in unserem Leben das zu sehen, was darin angelegt ist und daraus unsere Vision zu formen.

Wenn wir uns etwas in allen Einzelheiten vorstellen und tagträumen, darin zu leben, lebt unser Gehirn tatsächlich in genau dieser Welt. Das Gehirn erzeugt, wenn man so will ständig neue Verbindungen, Schnellstraßen für unsere Gefühle und Gedanken. Je öfter du dir also bewusst deine Vision vor Augen rufst, desto ausgetretener und breiter wird die Verbindung dahin, sodass dein Gehirn automatischer und schneller diese Verbindung nutzt. Die Gedanken und Gefühle im Kontext deiner Vision werden so gesehen immer alltäglicher. Dadurch nimmt auch deine Vision kontinuierlich Gestalt an, da du nahezu automatisch beginnst, dein Handeln danach auszurichten.

Ich habe die Erfahrung, dass meine Visualisierung eintritt, wenn ich ihr treu bleibe, schon so oft gemacht, dass ich darauf vertraue und diese Kraft spüre. Manchmal braucht es ein bisschen Geduld, aber auf dem gesamten Weg verspüre ich die Kraft, das umzusetzen, was ich visualisiert habe. Es reicht jedoch nicht, sich etwas vorzustellen und darauf zu warten, dass es von selbst eintritt. Oder im Zweifel wieder zu verwerfen, wenn das nicht passiert. Nutze die Kraft, die durch die Visualisierung entsteht, und die richtigen Schritte zu gehen. Wie der Bildhauer, der sein Werkzeug so ansetzt, dass daraus die Figur entsteht, die er bereits von Anfang an gesehen hat. Ohne Visualisierung würde keine Skulptur entstehen, aber ohne das Werkzeug und sein Geschick auch nicht.

Während ich an diesem Buch arbeitete, kam der Punkt, an dem mir klar wurde, dass jemand daran mitarbeiten und das Vorwort verfassen sollte. Jemand mit viel Wirkung, mit einer großen Fangemeinde. Ein Star, ein Musiker, ein Künstler. Jemand, dem die Menschen zuhören und der ermöglichen kann, dass noch mehr Menschen dieses Buch lesen und hoffentlich davon inspiriert werden, ihre dunklen Zeiten hinter sich zu lassen. Das war mein Wunsch. Ich visualisierte ihn, hätte ich mich dann einfach zurückgelehnt und gewartet, dass jemand auf mich zukommt, wäre das wohl nie passiert. Denn ich selbst bin kein Superstar. Ich habe diese Kontakte nicht. Niemand von diesen Menschen, die ich im Kopf hatte, würde auf mich zukommen. Also schrieb ich sie an.

Ich schrieb Musiker an, Stars aus der Modebranche, den Tennisspieler Roger Federer. Und ich schrieb Nirmal Purja an. Den Menschen, der aktuell die wohl größte Inspiration für mich ist. Der etwas Großartiges geleistet hat. Durch seine Besteigung aller 14 Achttausender hat er mich inspiriert, selbst den Mont Blanc zu besteigen und irgendwann auch den Mount Everest. Er war derjenige, der zusagte.

Ich wollte jemanden mit im Buch haben, der einen Impact hat. Ohne konkrete Vorstellung davon, wer es sein sollte. Jeder von all denjenigen, die ich kontaktiert hatte, wäre toll gewesen. Aber ausgerechnet Nirmal „Nims" Purja, der so eine große Rolle für die nächste Herausforderung in meinem Leben spielt, der so eine persönliche Inspiration für mich ist, war derjenige, der zusagte. Fast jeder in meinem Umfeld sagte mir, dass es total unrealistisch ist. Doch ich glaubte daran. Und es wurde Realität.

Visualisiere, wie dein Leben aussehen soll, ohne dich von dem einschränken zu lassen, was andere für möglich halten, ohne dich von gesellschaftlichen Konventionen oder deinen bisherigen Erfahrungen bremsen zu lassen. Welchen Idealzustand strebst du an? Wenn du große Wünsche hast, solltest du es dir selbst eingestehen. Nur deine Vorstellungskraft sollte dir Grenzen setzen. Indem du zu klein denkst, schränkst du dich ein und verhinderst dein Wachstum. Erlaube dir, dich zu dem zu entwickeln, der du sein willst.

**Meine Erkenntnis**

Glaube an deine Vision und lass deine Vorstellungskraft die Grenzen setzen.

## Einfach du sein!

Dieser Spruch begegnet uns fast jeden Tag und doch leben ihn die wenigstens. Was bedeutet es eigentlich, so zu sein wie wir sind? Es bedeutet, sich nicht ständig zu fragen, ob es angebracht ist, etwas zu sagen oder zu tun. Sondern auf deine Impulse zu hören und ihnen zu folgen. Authentisch zu sein. Ehrlich zu sein. Kompromisslos du zu sein. Dich selbst zu lieben, dich selbst zu respektieren und dich selbst zu akzeptieren. Mit allen Ecken und Kanten. Um dann über dich selbst hinauszuwachsen. Damit wird nicht jeder klarkommen, aber das ist nicht nur okay, sondern sogar besser für dich, da du so gleich erkennst, welche Menschen dich verstehen, wer zu dir passt und wer nicht.

Einfach du zu sein, bedeutet auch, zu deinen Bedürfnissen zu stehen und sie ohne Zweifel mitzuteilen. Als ich mit Nirmal Purja wegen des Vorworts für das Buch schrieb, kam ich ohne Umschweife auf den Punkt. Früher hätte ich länger um den heißen Brei herumgeredet und Smalltalk gehalten, bevor ich ihm mein eigentliches Anliegen mitgeteilt hätte. Ich hätte gedacht, dass ich nett und freundlich sein muss und erst auf dieser Basis mit meinem Anliegen herausrücken kann. Damit hätte ich aber seine und meine Zeit mit unnötigem Smalltalk verschwendet. Wenn du gleich auf den Punkt kommst, passt es entweder oder eben nicht. Trotzdem ist es besser für alle Beteiligten, das möglichst früh zu wissen. So konnte ich Nirmal für mein Vorwort gewinnen. Doch nicht nur das, auch habe ich ihn persönlich getroffen und in langen Gesprächen bei Tee und Kaffee ist mittlerweile eine Freundschaft daraus entstanden. All das, einfach nur, weil ich auf meine Intuition gehört habe. Weil ich mir erlaubt habe, etwas zu tun, was andere für unmöglich halten. Einfach nur, weil ich immer wieder „14 Peaks“ gesehen habe und mir gedacht habe: Wenn er es schafft, die 14 Gipfel zu besteigen, dann schaffe ich es auch, ihn für mein Vorwort zu gewinnen.

Ich gebe zu, das war optimistisch, doch nichts im Leben passiert, wenn wir es nicht versuchen. Genauso war es, als ich mein erstes Bild verkauft habe. „Wer soll das bloß kaufen, ich bin doch keine berühmte Künstlerin“, dachte ich mir. Und trotzdem stellte sich heraus, dass es Menschen gibt, die meine Bilder lieben und sogar gerne deutlich mehr dafür bezahlen als ich zu Anfang für möglich gehalten habe. Ebenso erging es mir als ich auf das Matterhorn gestiegen bin. Am Abend vorher tauschten wir uns beim Abendessen aus. Alle berichteten, wie lange sie für diesen Berg trainiert haben: drei Jahre, vier Jahre, fünf Jahre. Mir war es zutiefst unangenehm als ich sagte „einen Monat“.

Alle starrten mich an. Ich habe es nach oben geschafft – diejenigen, die bereits vier oder fünf Jahre trainiert haben, sind teilweise auf halbem Weg umgekehrt. Ich hatte am 12. Juni mit dem Training angefangen und am 11. Juli stand ich auf dem Gipfel. Egal was andere denken, du kannst deine eigene Realität erschaffen und so Dinge erreichen, die andere für völlig unmöglich halten. Du musst nur an dich glauben, dich auf deine Intuition verlassen und die entsprechenden Schritte gehen. Ohne Training hätte ich es auch nicht auf den Berg geschafft. Nur wer entscheidet, wie lange und intensiv ein Training für solch ein Abenteuer auszusehen hat?

Lass dich also nicht irritieren, wenn dein Verhalten in deinem Umfeld auf Ablehnung stößt. Vor ein paar Tagen habe ich mir den Wunsch erfüllt, mich tätowieren zu lassen. Ich fand Tattoos schon immer toll und mag es sehr, wenn man große Tattoos auf Schultern und Armen hat. Vielleicht lasse ich das auch noch machen. Aber mein Umfeld war immer der Meinung, Tattoos sind etwas Negatives. Niemand von den wichtigen Menschen in meinem Leben ist tätowiert. Daher sagten sie: „Du bist doch eine Lady. Das passt doch nicht zusammen. Was ist, wenn du dadurch bei einer Arbeitsstelle abgelehnt wirst?“ – Solche Bedenken hörte ich ständig. Doch ich habe mich davon nicht abhalten lassen.

Vorher hatte ich mit meinem Freund darüber gesprochen. Wir hatten vereinbart, dass ich mir zuerst nur ein Tattoo stechen lasse, um zu sehen, wie es sich anfühlt und ob ich damit wirklich zufrieden bin. Als ich dann aber im Tattoo-Studio war, gefielen mir mehrere Motive und ich ging mit vier Tattoos auf dem Rücken aus dem Studio. Mein Freund war davon genauso wenig begeistert wie mein restliches Umfeld, aber sie alle werden damit leben müssen. Ich bin sehr glücklich damit und habe großes Glück, dass mein Partner mich trotzdem immer unterstützt und hinter mir steht, wenn ich Entscheidungen treffe, die er nicht immer gleich nachvollziehen kann. Der gegenseitige Support macht für mich eine gute Beziehung aus und dafür bin ich ihm sehr dankbar. Du zu sein, bedeutet auch, zu akzeptieren, dass es nicht jedem gefällt, wie du bist und was du tust.

Wenn du nicht mehr dem Bild entsprichst, das andere von dir haben, kann es passieren, dass Menschen sich abwenden. Doch in dem Fall waren sie nie wirklich bei dir, weil sie dich nie so mochten, wie du bist. Sie mochten oder schätzten ihr Bild von dir. Wenn dieses Bild nicht dem entspricht, wie du bist, ist es besser, diese Menschen gehen zu lassen und Platz zu schaffen für Menschen, denen du wirklich am Herzen liegst.

Viele Beziehungen bauen darauf auf, dass einer den Anspruch erhebt, steuern zu können, wie der andere sich verhält. Das ist toxisch. Du kannst nicht glücklich werden, indem du versuchst, das Bild aufrechtzuerhalten, das andere von dir haben. Wenn du entscheidest, wirklich du selbst zu sein, wirst du nur diejenigen Menschen anziehen oder bei dir behalten, die mögen und anziehend finden, was du verkörperst. Die dich so sehen wie du bist und dich wertschätzen. Das sind ohnehin die einzigen Menschen, auf die es ankommt. Daraus entstehen Beziehungen, die einander bereichern.

Oft verbergen wir unsere Gefühle und Stimmungen vor anderen. Ich erinnere mich an die Zeit, als ich noch in der Schule war. Damals hatte ich öfter eine Krise und schloss mich in der Toilette ein, um zu weinen. Erst, nachdem ich mich beruhigt hatte und annahm, dass man mir nicht mehr ansieht, dass ich geweint hatte, kam ich wieder heraus. So etwas tun wir, wenn wir den anderen nicht zutrauen, richtig mit der Situation umzugehen. Wir schützen uns vor deren Reaktionen. Gefühle zulassen und artikulieren zu können, ist ein wichtiger Teil davon, du selbst zu sein. Auch, wenn du einmal traurig bist. Das gehört zum Leben.

Gefühle zu leugnen, ist alles andere als gesund, denn es beseitigt die Gefühle nicht und vergrößert die Distanz zu anderen Menschen. So entsteht Isolation. Was auch immer du fühlst, gehört zu deiner Realität und deiner Gegenwart. Deine Gefühle zuzulassen und sie auszuleben, ist heilsam. Denn eine negative Emotion wird erst verschwinden, wenn du sie annimmst. Wenn du sie unterdrückst, wird sie immer stärker werden. Damit sie dich nicht langfristig belastet, musst du sie zulassen.

Du selbst zu sein bedeutet, in jedem Augenblick, dir selbst treu zu sein. Du bist der einzige Mensch, der die richtigen Entscheidungen für dich treffen kann, ob es um deinen Job geht, deine Beziehungen oder deine Ernährung. Wenn du das einmal verinnerlicht hast, ergibt sich das meiste von selbst. Du gehst dorthin, wo du hingehen willst, statt ein Event zu besuchen, nur weil du dazugehören willst. Du kannst jederzeit über deinen eigenen Weg entscheiden. Egal, wie viele Umwege du bisher genommen hast. Sobald du dich auf deinen eigenen Weg begibst, werden dir Menschen begegnen, die dir weiterhelfen und dich inspirieren.

Geh deinen Weg – es gibt nichts Befreienderes. Für dich selbst und auch für andere. Denn nur so wirst du zu einer Inspiration für die Menschen, die sich in die gleiche Richtung bewegen.

**Meine Erkenntnis**

Einfach du selbst zu sein bedeutet, nicht ständig zu fragen, ob es angebracht ist, etwas zu sagen oder zu tun, sondern auf deine Impulse zu hören und ihnen zu folgen.

Sei authentisch.
Sei ehrlich.
Sei kompromisslos du selbst.

# Über die Autorin

Charlène Steck lief mit 17 Jahren bereits als Model für Peak Performance, Ted Baker, Hublot, Napapijri und Ogier, war für die Haute Couture Fashion Week in Paris gebucht und erreichte 2016 einen Platz unter den Top 10 bei der Wahl zur Miss Earth. Anschließend begann sie als Quereinsteigerin bei einer Broker-Agentur und arbeitete sich in kurzer Zeit zur Teamleiterin und Top-Verkäuferin bei über 150 Mitarbeitenden hoch.

Heute ist sie Gründungsmitglied und sitzt im Vorstand der Schokoladenmarke Chinderschoggi, die sich für soziale Projekte und Sportförderung in der Schweiz einsetzt. Sie gilt als weit vernetzte Macherin und wird immer wieder als Vermittlerin in scheinbar unmöglichen Deals angefragt, die dank ihres Gespürs dann doch ein Erfolg werden.

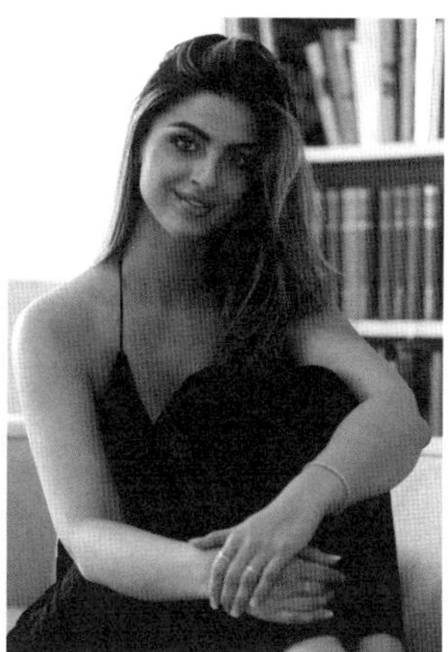

# Charlène für Ihr Firmenevent oder eine Veranstaltung buchen

Charlène Steck unterstützt Unternehmen dabei, zufriedenere, glücklichere und mental gesunde Mitarbeiter zu fördern.

Engagieren Sie Charlène als Speakerin für Ihr Firmenevent oder für einen inspirierenden und lebensverändernden Workshop im Rahmen Ihres Team-Building-Events oder einer Mitarbeitertagung. Gesunde, zufriedene und erfüllte Mitarbeiter sind eine wesentliche Ressource für jedes Unternehmen. Jährlich entstehen Unternehmen in Deutschland, Österreich und der Schweiz hohe finanzielle Verluste, weil die mentale Gesundheit der Belegschaft vernachlässigt wird. Dies führt zu vermeidbaren Krankheitstagen, unnötigen Kündigungen und Burnouts.

Vor allem verursacht es vermeidbares Leid – nicht nur für die Betroffenen, sondern auch für ihre Kinder, Familien und ihr soziales Umfeld.

Charlène kennt aus eigener Erfahrung, was es bedeutet, am Rande des Abgrunds zu stehen. Um zu verhindern, dass Ihre Mitarbeiter Ähnliches durchmachen müssen, besucht Charlène Ihre Firma oder Ihr Event. Sie bietet Ihren Mitarbeitern Inspiration, Motivation sowie Tools und Techniken, um sich effektiv und nachhaltig um ihre mentale Gesundheit zu kümmern.

Dieses Engagement wird Ihrem Unternehmen dabei helfen, Kosten zu sparen – insbesondere bei Ihrer wertvollsten Ressource: den Mitarbeitern. Gleichzeitig tragen Sie dazu bei, das Arbeitsumfeld und die Welt insgesamt zu einem besseren Ort zu machen.

Kontaktieren Sie Charlène jetzt für weitere Informationen!

**Kontakt-aufnahme:**

ForwardVerlag

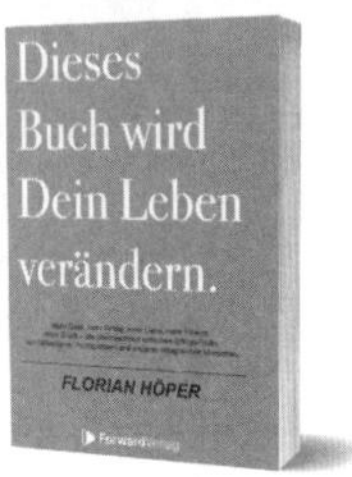


| | |
|---|---|
| Titel: | Dieses Buch wird dein Leben verändern |
| Untertitel: | Mehr Geld, mehr Erfolg, mehr Liebe, mehr Fitness, mehr Glück – die überraschend einfachen Erfolgs-Tricks von Milliardären & anderen erfolgreichen Menschen |
| Autor: | Florian Höper |
| ISBN: | 978-3-98755-038-6 |

Sei ehrlich zu Dir selbst: Bist Du wahrhaftig glücklich? Oder denkst Du manchmal, dass noch mehr geht im Leben?

Der Autor Florian Höper war früher unglücklich, übergewichtig und unterbezahlt. Doch er wollte mehr vom Leben. Also hat er die wahrhaftig erfolgreichen Menschen aus Wirtschaft, Wissenschaft, Profisport, Entertainment und Kunst analysiert und dabei faszinierende Erkenntnisse gewonnen. Aha-Erlebnisse, die sein Leben völlig verändert haben.

ForwardVerlag

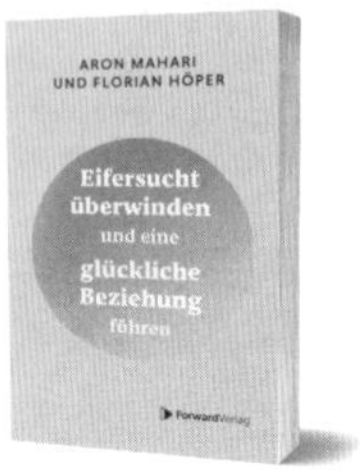



Titel: Eifersucht überwinden und eine glückliche Beziehung führen

Untertitel: Selbstliebe fördern, Beziehungen verbessern, Gefühle meistern, Vertrauen aufbauen

Autoren: Aron Mahari und Florian Höper

ISBN: 978-3-98755-077-5


Eifersucht kann deine Beziehung gefährden und sogar zerstören. Aber stell dir vor, es gibt einen Weg, sie endgültig zu überwinden. Aron Mahari und Florian Höper nehmen dich in diesem bahnbrechenden Buch an die Hand, beleuchten die tiefsten Ursachen der Eifersucht und liefern dir praxisnahe Lösungen. Sie zeigen, dass Eifersucht kein wahres Zeichen von Liebe ist und wie Selbstliebe der Schlüssel zu einer ausgewogenen Beziehung ist.

Mit diesem Ratgeber gewinnst du die Kontrolle über deine Gefühle zurück und erlebst, wie Liebe ohne Eifersucht und voller Vertrauen aussieht.